Bio-Kost für mein Kind

ECON Ratgeber

Helma Danner

Bio-Kost für mein Kind

Mit einem Vorwort
von Dr. med. M. O. Bruker

ETB
ECON Taschenbuch Verlag

Zeichnungen: Eva-Maria Wowy

CIP-Kurztitelaufnahme der Deutschen Bibliothek

Danner, Helma:
Bio-Kost für mein Kind / Helma Danner.
Mit e. Vorwort von M. O. Bruker. – 2. Aufl. –
Düsseldorf: ECON Taschenbuch Verlag, 1985.
(ETB; 20050: ECON Ratgeber: Essen und Trinken)
ISBN 3-612-20050-X

Lizenzausgabe
2. Auflage 1985

ECON Taschenbuch Verlag GmbH, Düsseldorf
Februar 1985

Umschlagentwurf: Ludwig Kaiser
Titelfoto: Krista Boll, Michael Fiala
Druck und Bindearbeiten: Ebner Ulm
Printed in Germany
ISBN 3 612 20050 X

Jedes Kind bringt
die Botschaft mit sich,
daß Gott
die Menschheit noch nicht
aufgegeben hat.

RABINDRANATH TAGORE

INHALT

Vorwort 9
Ein Brief voraus 13
1. Ernährungsbrief
Alter des Kindes: einige Tage 21
2. Ernährungsbrief
Alter des Kindes: ein Monat 43
3. Ernährungsbrief
Alter des Kindes: zwei Monate 53
4. Ernährungsbrief
Alter des Kindes: drei Monate 59
5. Ernährungsbrief
Alter des Kindes: vier Monate 67
6. Ernährungsbrief
Alter des Kindes: fünf Monate 73
7. Ernährungsbrief
Alter des Kindes: sechs Monate 81
8. Ernährungsbrief
Alter des Kindes: sieben Monate 89
9. Ernährungsbrief
Alter des Kindes: acht Monate 95
10. Ernährungsbrief
Alter des Kindes: neun Monate 101
11. Ernährungsbrief
Alter des Kindes: zehn Monate 107
12. Ernährungsbrief
Alter des Kindes: elf Monate 113
13. Ernährungsbrief
Alter des Kindes: zwölf Monate 119
14. Ernährungsbrief
Alter des Kindes: vierzehn Monate 125

15. Ernährungsbrief
Alter des Kindes: sechzehn Monate 131
16. Ernährungsbrief
Alter des Kindes: achtzehn Monate 139
17. Brief
Die gesunde Kleidung des Säuglings und Kleinkinds . . 145
Kollath-Tabelle:
Die Ordnung unserer Nahrung nach Prof. Kollath 152
Die Getreidemühle
Ein wichtiges Küchengerät bei der Vollwerternährung . 157
Literaturverzeichnis 159
Buchempfehlungen für Mütter 159
Rezepte 160
Register 160

VORWORT

Es war folgerichtig zu erwarten, daß die Autorin, die sich mit ihren Büchern »Biologisch kochen und backen« und »Das große Bio-Kinder-Kochbuch« als Expertin in biologischer Ernährung profiliert hat, die noch bestehende Lücke schloß und nun auch noch Rezepte für biologische Ernährung des Menschen vom ersten Tag seines Lebens an vorlegt. Frau Danner weiß, daß mit einer gesund erhaltenden Ernährung nicht früh genug begonnen werden kann, also schon bei der Mutter, spätestens aber in der Schwangerschaft. Denn nur eine Mutter, die sich selbst richtig ernährt, ist sich auch der Bedeutung richtiger Ernährung für ihre Kinder bewußt.

Es liegt ein Problem darin, daß die übliche Kost der Erwachsenen in den zivilisierten Völkern genauso miserabel ist wie die der Kinder. Und das beginnt schon beim Säugling. Üblicherweise essen wohl die Kinder das gleiche wie ihre Eltern. Am besten löst sich das Problem, wenn nicht nur beim Säugling begonnen, sondern auch die Mutter und damit allmählich auch die übrige Familie auf die biologische Vollwertkost einschwenkt. So schließt sich der Ring.

Erfahrungen in der ärztlichen Sprechstunde zeigen, wie wenig es den meisten bewußt ist, daß die Krankheiten in den letzten Jahrzehnten außerordentlich stark zugenommen haben und zu einer ernsten Bedrohung der Volksgesundheit geworden sind. Der einzelne Kranke glaubt, nur er habe das Pech, krank geworden zu sein, und kann kaum erkennen, daß er nur einer von Millionen Kranken ist. Die früheren Seuchen wie Pest, Cholera, Typhus und Tuberkulose haben zwar infolge der hygienischen Fortschritte keine wesentliche Bedeutung mehr; dafür haben sich aber die ernährungsbedingten Zivilisationskrankheiten zu einer Volksseuche entwickelt. Diese Krankheiten konnten nur deshalb zu einem solchen Umfang anwachsen, weil sie Jahrzehnte zur Entstehung brauchen und dadurch der Zusammenhang zwischen der zivilisatorischen Ernährung und den Krankheiten nicht offen erkennbar ist. Das bedeutet, daß der Keim für Erkrankungen der Erwachsenen bereits in der Kindheit gelegt wird und eine echte Vorbeugung und Bekämpfung dieser Krankheiten nur möglich ist, wenn in der Kindheit mit einer gesunderhaltenden Ernährung begonnen wird.

Die Erziehung besteht zu einem beträchtlichen Teil in der Schaffung von Gewohnheiten. Auch auf dem Gebiet der Ernährung wird offensichtlich, wie schwer es ist, eingefahrene Gewohnheiten zu ändern. Dies ist ein weiterer Grund, so früh wie möglich mit der richtigen Ernährung zu beginnen.

Hier liegt die wichtige Bedeutung des vorliegenden Buches, das nicht nur nach Monaten genaue Rezepte für die biologisch vollwertige Säuglingsernährung enthält, sondern auch die wissenschaftlichen Grundlagen angibt, auf die sich die detaillierten Ratschläge stützen. Die Begründungen sind deshalb so wichtig, weil eine biologische Vollwertkost so radikal anders ist als die bisher übliche Ernährung des Säuglings und Kleinkindes, mit der bereits der Grund gelegt wird für die vielfältigen Gesundheitsschäden, unter denen die zivilisierten Völker leiden.

Würde jeder neue Erdenbürger nach diesen Rezepten und Grundsätzen ernährt, dann bekämen die Worte der Autorin volle Gültigkeit, daß mit dieser Vollwertkost ein gesundes und munteres Kind heranwächst, das sich geistig gut entwickelt, und daß dies für die Mutter zugleich der Dank ist für die Mühe, die sie sich um sein Wohlergehen gemacht hat. Wir dürfen aber dann auch erwarten, daß damit die Basis für eine Eindämmung der ernährungsbedingten Zivilisationskrankheiten geschaffen wird, wenn dies auch erst mit einer Verzögerung von Jahrzehnten eintreten wird.

Vom ärztlichen Standpunkt aus ist zu wünschen, daß jede Mutter dieses Buch in die Hand bekommt.

Krankenhaus Lahnhöhe
Überregionales Zentrum für
Ganzheitsmedizin
5420 Lahnstein

Dr. med. M. O. Bruker
Chefarzt

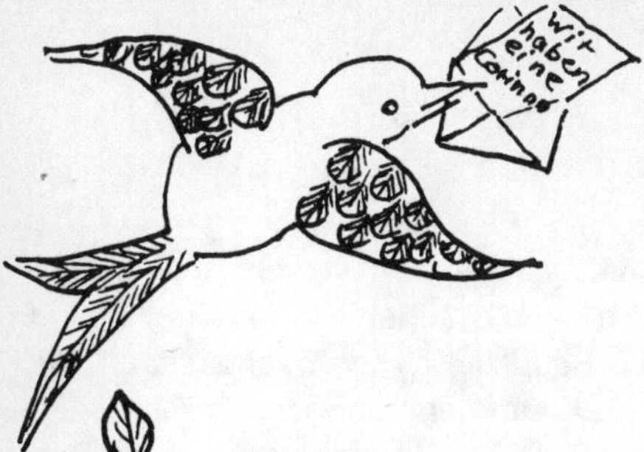

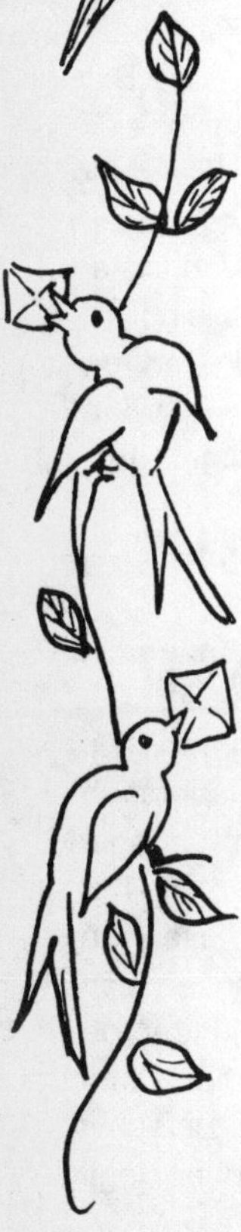

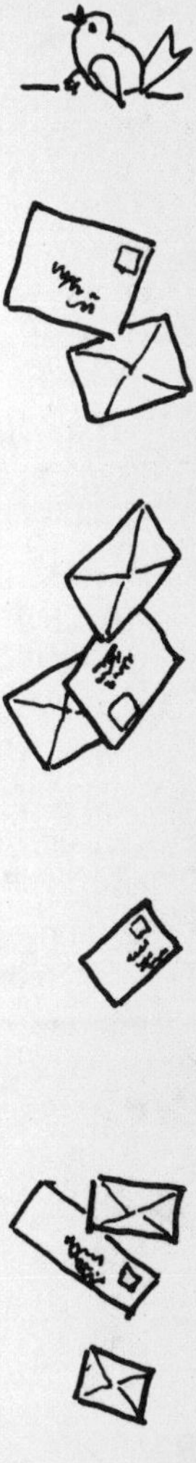

Ein Brief voraus

Liebe Mutter,

dieser Einführungsbrief wendet sich sowohl an die werdende Mutter als auch an die Mutter, die bereits ihr Kind zur Welt gebracht hat. Hauptziel dieses Buches ist es, Sie als Mutter und auch als Fürsorgerin der ganzen Familie mit der natürlichen, vollwertigen Ernährung, hier kurz als Bio-Kost bezeichnet, vertraut zu machen. Diese biologische Ernährung, auch Vollwertkost genannt, ist keine Erfindung unseres modernen Zeitalters, sondern Erfahrungswissen auf dem Gebiet der menschlichen Ernährung von vielen Generationen aller Völker. Zu Recht werden Sie sich fragen, warum ein Buch über Selbstverständlichkeiten geschrieben wird, wenn dieses Wissen längst schon vorhanden ist. Um es gleich vorwegzunehmen: Wenn Sie es gelesen und durchgearbeitet haben, werden Sie selbst einsehen, daß auch Ihnen die Grundprinzipien einer natürlichen Ernährung nicht oder nur teilweise bekannt waren.

Ich habe es mir deshalb zur Aufgabe gemacht, Ihnen das nötige Grundwissen der natürlichen Ernährung für Ihr Kind in, so hoffe ich, leicht verständlicher Form zu vermitteln. Mein Wissen und meine Erfahrungen basieren hauptsächlich auf den Erkenntnissen und Grundlagenforschungen von Dr. med. M. O. Bircher-Benner, Prof. Dr. med. W. Kollath und Dr. med. M. O. Bruker. Aber nicht nur diese, sondern auch andere Wissenschaftler in verschiedenen Ländern der Welt haben gleiche und ähnliche Forschungen betrieben und sind zu denselben Ergebnissen gelangt. Damit können dieses Ernährungswissen und die medizinischen Erkenntnisse daraus als gesichert gelten, die ohne jeglichen Schaden von den nach Gesundheit strebenden Menschen übernommen werden können.

Das besondere Verdienst von Dr. med. M. O. Bruker ist die Übernahme dieser Erkenntnisse als Therapieform in die ärztliche und klinische Praxis. Seit über vierzig Jahren kommt Müttern und Kindern dieser Erfahrungsschatz zugute. Auch ich konnte in meiner Ausbildung bei Dr. Bruker zur Gesundheitsberaterin dieses Wissen aufnehmen.

Kein Zeitabschnitt im Leben einer Frau als der der Schwangerschaft erscheint mir geeigneter, sie mit den Grundsätzen der natürlichen Ernährung vertraut zu machen. Aus dem Urinstinkt heraus, dem Kind im Mutterleib das Beste für das spätere Leben mitzugeben, zeigt sich die werdende Mutter Ernährungsratschlägen für sich und ihr Kind sehr aufgeschlossen. Bei diesem Suchen nach der optimalen Ernährung für Mutter und Kind soll dieses Buch eine wertvolle Hilfe bringen. Aufgeteilt in sechzehn Ernährungsbriefe und einen Brief über natürliche Kleidung, befaßt es sich mit der Ernährung Ihres Säuglings und Kleinkinds. Für eine stabile Gesundheit in jedem Alter ist die Ernährung die wichtigste Grundlage. Von entscheidender Bedeutung für die Gesundheit eines werdenden Kindes ist schon die Ernährung der Mutter. Ihr muß es bewußt sein, welch großen Einfluß sie auf die Entwicklung im Mutterleib durch eine vollwertige Ernährung nehmen kann.

Deshalb, liebe Mutter, kann ich Ihnen den wohlbegründeten Rat geben: Fangen Sie so bald wie möglich in der Schwangerschaft mit einer gesunden, vollwertigen Ernährung an. Sie und Ihr Kind werden daraus unschätzbaren gesundheitlichen Nutzen ziehen, nicht nur in der Schwangerschaft, sondern auch bei der Geburt und in der Stillzeit.

Nicht die übliche, normale, bürgerliche oder unter sonstigen Begriffen bezeichnete Ernährung bringt Ihnen und Ihrem Kind Gesundheit, sondern nur eine Kost, die lebendige, unzerstörte Lebensmittel enthält. Vollwertig sind nur die Lebensmittel, die im ursprünglichen, natürlichen Zustand verwendet werden.

Für Ihre tägliche Praxis als Mutter bedeutet dies folgendes:

1. Ein möglichst großer Teil des Gemüses und Obstes soll im rohen, frischen Zustand gegessen werden. Wenn möglich, sollten Obst und Gemüse aus biologischem Anbau sein, d. h. ohne Verwendung von Kunstdünger, chemischen Schädlings- und Unkrautvernichtungsmitteln. Dem Säugling und Kleinkind werden diese Lebensmittel auch roh, aber so zerkleinert gereicht, damit das Kind sie auch leicht essen kann. Ein wichtiger Grundsatz dabei ist, daß alles Frische, Rohe vor der gekochten Mahlzeit gegessen wird.
2. Ein wesentlicher Bestandteil Ihrer und des Kindes Nahrung ist das Getreide und die daraus hergestellten Produkte. Das Getreide soll, wenn irgend möglich, aus biologischem Anbau sein. Alle Getreideerzeugnisse müssen aus dem frisch gemahlenen, ganzen Getreidekorn gewonnen werden. Unser tägliches Brot muß wieder das Vollkornbrot sein. Ebenso lassen sich aus dem aus vollem Korn gewonnenen Mehl Vollkornbrötchen, Vollkornkleingebäck, Vollkornkuchen und Vollkornnudeln herstellen.
3. Zur Erhaltung der vollen Gesundheit ist es unerläßlich, täglich einen Frischkornbrei, bestehend aus frisch gemahlenem Getreide, zu essen. Dieser kann mit Sahne, Nüssen, Honig und frischem Obst der Jahreszeit abwechslungsreich und wohlschmeckend zubereitet werden.
4. Die bei der Vollwerternährung verwendeten Fette sind Butter (das wichtigste Fett), Sahne und naturbelassene sogenannte kalt gepreßte Öle. Nüsse und Samen enthalten ebenfalls naturbelassene Fette.

Bei der Vollwerternährung werden folgende Nahrungsmittel weggelassen:

1. Alle Auszugsmehle und die daraus hergestellten Produkte: Weißbrot, Schwarz- oder Graubrot, weiße Brötchen, Kuchen, süßes Backwerk, Teigwaren, Pudding, geschälter Reis u. a.
2. Jeder in der Fabrik hergestellte Zucker, auch wenn dieser aus Naturprodukten wie Zuckerrüben, Zuckerrohr oder Früchten gewonnen wird. Diesen Fabrikzucker kennen Sie unter den Namen weißer und brauner Zukker (Rohrzucker), Traubenzucker, Fruchtzucker, Milchzucker und Malzzucker. Auch alle damit gesüßten Produkte sind zu meiden.
3. Alle Obst- und Gemüsesäfte, gleichgültig, ob selbst frisch gepreßt oder fertig gekauft. Als Getränke verwende man nur Wasser oder Kräutertees.
4. Alle durch Raffination hergestellten Fette, wie gewöhnliche Öle und Margarinen.

Neben den vier wichtigen Lebensmittelgruppen, die wie oben beschrieben täglich gegessen werden müssen, und den vier Nahrungsmittelgruppen, die zu meiden sind, verbleibt noch eine Gruppe der erlaubten Speisen.

Alles, was nicht als zu meiden genannt wurde, soll und darf verwendet werden. Die Vollwerternährung muß, da sie ein Leben lang gegessen werden soll, abwechslungsreich sein.

Besonders wichtig ist in der Schwangerschaft die Einschränkung des Verzehrs tierischen Eiweißes in Form von Fleisch, Wurst, Fisch, Eier, Quark, Käse und Milch. Essen Sie diese Nahrungsmittel soweit wie möglich in rohem, unerhitztem Zustand (Rohmilch, Rohmilchkäse und -quark, getrockneter Fisch usw.) und bevorzugen Sie, wenn irgend möglich, Produkte aus biologischer Tierhaltung.

Liebe Mutter, durch diese für Sie neuen Erkenntnisse, die mit Hilfe der auf Seite 159 genannten Literatur noch vertieft werden können, haben Sie es in der Hand, Ihr Kind gezielt gesund zu erhalten. Sie verhüten mit dieser vollwertigen Ernährung alle ernährungsbedingten Zivilisationskrankheiten, die im Erwachsenenalter früher oder später sichtbar und spürbar werden. Wegen der langen Anlaufzeiten dieser Krankheiten ist es wichtig, möglichst früh mit einer vollwertigen Ernährung zu beginnen. Durch die Zivilisationskost treten immer früher, also bereits im Kindesalter, Karies, Verstopfung, Fettsucht, Rheuma, Haltungsschäden, Zuckerkrankheit sowie die Neigung zu sogenannten Erkältungen auf. Mit Sicherheit können Sie als Mutter diese Krankheiten durch Vollwerternährung von Ihrem Kind fernhalten.

Wenngleich die Vollwerternährung durch den Verzicht auf vorgefertigte Nahrung manchmal mehr Arbeitsaufwand erfordert, fließt Ihnen durch diese Ernährung größere Lebensfreude durch die Gesundheit Ihres Kindes zu. Dieser Preis lohnt bestimmt Ihr ernährungsbewußtes Handeln zum Wohle Ihres Kindes.

Zu keinem Zeitpunkt Ihres und des Kindes Lebens ist es zu spät, mit der Bio-Kost zu beginnen. Sollte Ihnen dieses Buch erst nach der Geburt Ihres Kindes bekannt werden, zögern Sie keinen Augenblick, und beginnen Sie von diesem Zeitpunkt an mit der vollwertigen Ernährung.

Nicht immer werden Sie für die vollwertige Ernährung Zustimmung bei Ihrem Frauenarzt, beim Kinderarzt, in der Entbindungsanstalt, bei der staatlichen Mütterberatung usw. finden. Das kommt einfach daher, weil dort Derartiges noch nie oder nur bruchstückhaft gehört wurde. Daran ist eine Ausbildung schuld, die längst über Generationen erprobtes Erfahrungsgut ignoriert und mächtigen wirtschaftlichen Interessensblöcken kritik- und gedankenlos erlegen ist. Ganz bewußt wird versucht, die Verantwortung einer Mutter für ihr Kind in fremde Hände zu legen und sie damit abhängig zu machen. Hier stehen wirtschaftliche vor gesundheitlichen Interessen! Das sollen und müssen Sie als Mutter wissen, damit Sie Mut haben, die Versorgung Ihres Kindes wieder in die eigenen Hände zu nehmen. Das bedeutet keinen Rückfall in mittelalterliche Verhältnisse, wie es nur allzu gern von manchen Medizinern und Institutionen hingestellt wird, sondern Eigenverantwortung, kritisches Nachdenken und Ausscheren aus der programmierten Masse.

Versuchen Sie, wenn Sie für sich und Ihr Kind ärztlichen Rat oder Hilfe brauchen, einen Arzt dieser natürlichen Denkrichtung zu finden. Es gibt überall Ärzte, die neben den Grundsätzen der Schulmedizin in erster Linie den Menschen als natürliche Ganzheit sehen und dementsprechend eine natürliche Behandlung bei irgendwelchen Störungen und Krankheiten vornehmen. So wie heute die sanfte Geburt ins Bewußtsein vieler Mütter und Ärzte gerückt ist, wird auch die sanfte Medizin, zu der auch die natürliche Ernährung gehört, immer stärker in den Vordergrund drängen. Selbst wenn Sie heute noch etwas länger suchen müssen, um den Arzt mit biologischen Heilmethoden zu finden, sollten Sie die Mühe nicht scheuen und den einmal eingeschlagenen Weg fortsetzen. Am Ende werden Sie feststellen, daß sich all die Mühe gelohnt hat.

Für diesen Weg wünsche ich Ihnen viel Mut, Kraft, Ausdauer und letzten Endes viel Erfolg.

Ihre
Helma Danner
Gesundheitsberaterin (GGB)

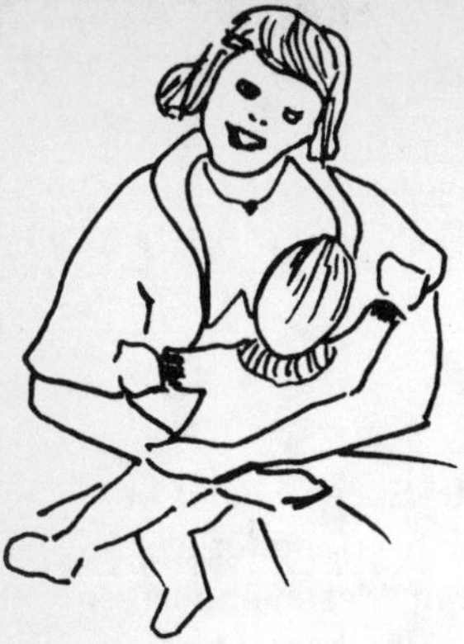

1. Ernährungsbrief

ALTER DES KINDES: EINIGE TAGE

Stillen – der Beginn der vollwertigen Ernährung

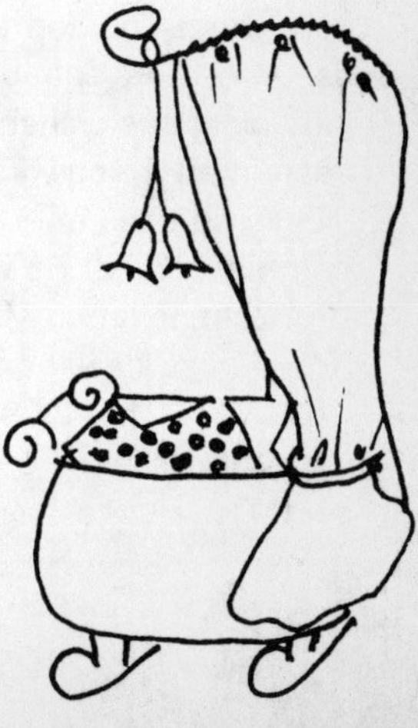

Liebe Mutter,

mit der Geburt Ihres Kindes beginnt für Sie ein neuer Lebensabschnitt. Sie haben jetzt die Verantwortung für einen Menschen übernommen, der hilflos Ihrem Wissen und Ihrer Fürsorge anvertraut ist. Diese Tatsache gibt Ihnen Mut und Kraft, immer stärker in die Rolle der Beschützerin seines Lebens und seiner Gesundheit hineinzuwachsen.

Neun Monate lang wurde das Kind aus Ihren Körpersäften optimal ernährt. Mit der Durchtrennung der Nabelschnur versiegte dieser Säftestrom. Von diesem Zeitpunkt an muß die Ernährung des Kindes über die Nahrungsaufnahme durch den Mund erfolgen. Die natürliche Ur-Ernährung soll möglichst in den folgenden Monaten fortgesetzt werden.

Gleich nach der Geburt müssen Sie eine große Bewährungsprobe bestehen: die Durchsetzung Ihres Willens, das Kind zu stillen. Es ist ganz natürlich, daß Sie in den ersten Stunden und Tagen nach der Geburt nur wenig Milch haben, einige Tropfen bis mehrere Gramm. Lassen Sie sich dadurch nicht entmutigen oder einreden, Sie könnten Ihr Kind nicht ausreichend stillen. Je öfter Sie Ihr Kind anlegen, desto mehr Milch wird in Ihrer Brust gebildet. Dieser Milchbildungsprozeß muß ganz allmählich in Gang kommen. Haben Sie Geduld! Es wäre verantwortungslos, Ihnen zu diesem Zeitpunkt den Mut zum Stillen zu nehmen und Sie zum Abstillen zu bewegen.

Die Natur hat es so weise eingerichtet, daß der Körper der Mutter viele Monate die Nahrung für das Kind produziert. Der Hunger des Kindes wird durch Stillen befriedigt.

Die Muttermilch enthält alle Nähr- und Vitalstoffe, die das Kind zu seiner Entwicklung benötigt. Nach neuesten Untersuchungen enthält die Muttermilch sogar ausreichend Vitamin D, so daß auf zusätzliche Vitamin-D-Gaben verzichtet werden kann (weitere Ausführungen dazu auf Seite 41).

Die Zusammensetzung der Muttermilch wird dem jeweiligen Lebensstadium des Säuglings angepaßt. Das arteigene Eiweiß und die ideale Zusammensetzung der anderen Nährstoffe stellen an den Stoffwechsel des Kindes die geringsten Anforderungen. Zudem übernimmt die Muttermilch eine Schutzfunktion gegen Krankheiten. Die Immunstoffe, die die Mutter im Laufe ihres Lebens gebildet hat, werden auf den Säugling übertragen. Darum sollte es der höchste Wunsch jeder Mutter sein, ihr Kind zu stillen – was bis auf seltene Ausnahmen auch jeder gelingt. Es ist sehr erfreulich, daß die Zahl der gestillten Kinder steigt. Leider ist das Stillen heute nichts Selbstverständliches mehr. Es will erst wieder gelernt und geübt sein. Dazu braucht die Mutter Geduld, Ruhe und guten Zuspruch.

Die Milch der ersten Lebenstage, die sogenannte Vormilch oder das Kolostrum, ist in der Zusammensetzung der Hauptnähr- und Vitalstoffe unterschiedlich zur Muttermilch späterer Wochen.

	Kolostrum	**Muttermilch**
Eiweiß	3–9 %	1,4–2 %
Fett	4 %	3,8–4 %
Kohlenhydrate (Milchzucker)	4 %	6,5–7 %
Mineralstoffe	0,4 %	0,3 %
Kalorien/100 g	66–90	68–74

Das Kolostrum steht dem Kind sofort nach der Geburt zur Verfügung. Deshalb sollte, wenn möglich, schon innerhalb der ersten Lebensstunde mit dem Stillen begonnen werden, das dann je nach Nahrungswunsch des Neugeborenen (ca. alle zwei bis vier Stunden) fortgeführt wird.

Die Trinkmenge beträgt in den ersten Tagen etwa 100 bis 300 g, aufgeteilt auf sechs bis sieben Mahlzeiten. Dieses frühzeitige Stillen vermindert auch bei der Mutter die starke Schwellung der Brust, die am zweiten bis dritten Tag nach der Geburt auftritt. Das Kolostrum wird acht bis vierzehn Tage in der Brust der Mutter gebildet, bis allmählich die Muttermilch entsteht.

Der besonders hohe Nähr- und Vitalstoffgehalt des Kolostrums hält den Gewichtsverlust des Kindes nach der Geburt gering. Zusätzlich regt es die Ausscheidung des Kindpechs an und schützt durch hohen Immunstoffgehalt die Schleimhäute im Darmkanal des Kindes.

Eine zusätzliche Nahrungsquelle für das Neugeborene ist die sogenannte Käseschmiere, die über die Haut aufgenommen wird. Auch diese Käseschmiere schützt das Kind vor zu hohem Gewichtsverlust in den ersten Tagen. Das Kind sollte nach der Geburt so vorsichtig gesäubert und abgetupft werden, daß diese wichtige Schutz- und Gleitschicht am Kind verbleibt. Die Käseschmiere ist ein wichtiger Wärmeschutz für das Neugeborene und dringt in zwei bis drei Tagen völlig in die Haut ein.

Der wichtigste Anreiz zur Milchbildung ist aber das Saugen. Die Milchmenge kann sich nur steigern, wenn das Kind oft genug, anfangs nicht länger als fünf bis zehn Minuten, an jede Brust gelegt wird und saugt. Lassen Sie das Kind zuerst an einer Seite etwa fünf bis zehn Minuten trinken und lehnen es dann zum Aufstoßenlassen an Ihre Schulter. Dann reichen Sie ihm die andere Brustseite für weitere fünf bis zehn Minuten. In dieser Zeit wird die Sättigung erreicht, und das Kind schläft meistens ein. Ein schlafendes Kind stößt nicht mehr auf, das ist auch nicht nötig. Sie können es entweder auf der Seite oder auf dem Bauch schlafen legen. Bei der nächsten Mahlzeit beginnen Sie den Stillvorgang an der Brustseite, an der Sie aufgehört haben.

Durch den oben beschriebenen wechselseitigen Stillvorgang brauchen Sie keine Angst vor einer in der Brust zurückbleibenden Restmilch zu haben. Greifen Sie nicht zur Milchpumpe, um einen Rest abzupumpen. Die Brust wird während der ganzen Stillzeit niemals ganz leer. Der natürliche Vorgang der Milchbildung wird durch das Abpumpen gestört – es wird dadurch mehr Milch produziert, als der Säugling benötigt –, denn der Körper kann zwischen Säugling und Pumpe nicht unterscheiden. Ein Abpumpen der Milch sollte nur dann erfolgen, wenn der Stillvorgang durch Krankheiten der Mutter oder des Kindes unterbrochen werden muß. Nur dann ist es eine sinnvolle, notwendige, wenn auch mühsame Tätigkeit, um den Milchstrom nicht versiegen zu lassen. Es muß jedoch so oft abgepumpt werden, wie bisher pro Tag gestillt wurde. Es ist bekannt, daß Mütter die abgepumpte Milch in kleinen Plastikgefäßen tiefgefroren haben und im Bedarfsfall dann das Kind damit fütterten (Auftauen bitte nur im Wasserbad bis zu 37°). Das Tiefgefrieren und das Abpumpen setzen peinliche Sauberkeit voraus.

So klein und zart ein Neugeborenes auch ist, seine Saugkraft ist enorm stark. Deshalb ist es in den ersten Wochen besser, das Kind häufiger und kürzer anzulegen, so lange, bis sich die Brustwarzen an die starke Beanspruchung gewöhnt haben.

Denken Sie beim Stillvorgang immer daran, daß Ihr Kind frei durch die Nase atmen kann und außer der Brustwarze auch einen möglichst großen Teil des Warzenvorhofes erfaßt. Um den Mund des Kindes von der Brust zu lösen, stecken Sie die Spitze Ihres kleinen Fingers leicht und vorsichtig in den Mundwinkel des Kindes, lösen somit den Unterdruck und können auf diese Weise schonend und ohne Verletzung die Brust dem Kind entziehen.

Häufiges Anlegen in wechselseitigem Turnus steigert die Milchbildung. Das Hungergefühl des Säuglings stellt sich bald in gleichmäßigen Abständen ein, doch die getrunkene Milchmenge ist bei jeder Mahlzeit unterschiedlich – je nach

Hunger des Kindes. Ein gestilltes Kind kann nicht überfüttert werden, selbst wenn es zehnmal täglich nach Nahrung verlangt.

Der Fettgehalt der Muttermilch ist fast gleich mit dem der Kuhmilch. Für Sie als Mutter ist es wichtig zu wissen, daß der Fettgehalt während des Stillvorgangs ständig steigt. Beginnt das Kind zu trinken, ist die Milch eine dünne, bläulich schimmernde Flüssigkeit mit einem Fettgehalt von etwa 1 Prozent, später dann steigt der Fettgehalt immer mehr und beträgt am Ende der Mahlzeit etwa 6 bis 10 Prozent. Zum Ende des Stillvorgangs ist die Milch dikker, weiß und sehr sättigend.

Nach dem Stillen sollen Sie Ihre Brust nicht waschen, sondern einfach von der Luft trocknen lassen und erst dann die Kleidung überziehen. Der Speichel des Kindes und die Milch selbst sind ein wichtiger Schutz- und Heilfaktor für die Brustwarzen. Sondert die Brust auch in den Stillpausen Milch ab, legen Sie eine kochfeste Einlage in den Stillbüstenhalter. Benutzen Sie keine mit Plastik unterfütterten Einlagen, und tragen Sie keine Kunstfaserbüstenhalter. Baumwolle oder Seide sind die bestgeeigneten Materialien.

Nach vier bis sechs Wochen Anlernzeit erfährt die Mutter erst den Genuß des Stillens, und sie wird erkennen, daß dieser Vorgang einfach, praktisch, sicher, überall durchführbar, hygienisch, billig und noch dazu die vollwertigste Ernährung für ihr Kind ist. Auch für Ihre eigene körperliche und seelische Verfassung ist das Stillen wichtig.

Die Qualität und Quantität Ihrer Milch können Sie selbst dadurch steigern, daß Sie sich an die beschriebenen Grundprinzipien der Vollwertkost (siehe Einführungsbrief Seite 14) halten.

Übermäßiges Essen im herkömmlichen Sinn steigert nicht die Milchmenge, sondern schadet Ihrer Gesundheit und Figur. Die Vollwertkost mit ihrem großen Anteil an Frischkost sorgt auch während der Stillzeit für eine gute Figur und erhält Ihnen Ihre Gesundheit, denn sie sorgt für den richtigen Ablauf aller Stoffwechselvorgänge. Obwohl Sie dem Kind wertvollste Aufbaustoffe aus Ihrem Körper mit der Milch abgeben, werden Sie durch vollwertige Ernährung keine Mangelschäden bekommen – selbst dann nicht, wenn Sie Ihr Kind länger als ein Jahr stillen.

Alkohol, Tabak, Bohnenkaffee und schwarzer Tee sind natürlich zu meiden. Trinken Sie statt dessen Getreidekaffee, Fenchel-, Anis-, Pfefferminz- und vor allem Lindenblütentee. Übermäßig viel sollten Sie nicht trinken, sondern nur, wenn Sie Durst verspüren. Da Wasser und Tee die einzigen echten Durststiller sind, sollten Sie, falls während des Stillens ein Durstgefühl aufkommt, immer ein Glas Wasser oder Kräutertee bereitstehen haben.

Von den speziellen Milchbildungstees, die Sie u.a. in Kräuterläden und Reformhäusern erhalten, sollten Sie täglich nur zwei Tassen trinken, denn ein Übermaß kann beim Kind Durchfall hervorrufen. Getreidesuppen aus frisch gemahlenem Weizen, Gerste oder auch aus Haferflocken fördern die Milchbildung der Mutter. Versuchen Sie zusätzlich, Ihre wichtigsten Lebensmittel wie Getreide, Gemüse und Obst aus biologischem Anbau, d.h. ohne Verwendung chemischer Spritz- und Düngemittel zu bekommen (siehe auch Schadstoffe in der Muttermilch, Seite 68f.).

In der BRD gibt es eine Organisation von stillenden Müttern, die Arbeitsgemeinschaft Freier Stillgruppen, die z.Z. mehr als 230 Stillgruppen umfaßt. Wenden Sie sich eventuell an folgende Adresse und erbitten Sie die Anschrift der Ihrem Wohnsitz nächstgelegenen Arbeitsgemeinschaft für stillende Mütter:

Arbeitsgemeinschaft Freier Stillgruppen
Koordinierung: Sylvia Brunn
Rheingaustr. 14
5429 Welterod

Im Stillen erfahrene Mütter erteilen Ihnen Ratschläge und Hilfe bei Ihren Schwierigkeiten.

*

Die Zeit, in der der Wert unserer Nahrung nach Kalorien oder Joule gemessen wurde, ist im Sinne der Vollwerternährung vorbei. Der Wert unserer Nahrung muß nach dem Grad ihrer Lebendigkeit oder Unzerstörtheit gemessen werden; die wertvollste ist diejenige, die nicht technisch verändert, erhitzt, konserviert oder präpariert wurde. Aus dieser Sicht betrachtet, erkennen Sie nun auch, warum Muttermilch, eine arteigene Rohmilch, die vollwertigste und wertvollste Nahrung für Ihr Kind ist.

Wenn Sie die Tabelle nach Prof. Kollath (siehe Seite 152f.) betrachten, die die Ordnung der Nahrung, also eine Einordnung nach dem Wert der einzelnen Lebens- und Nahrungsmittel, beinhaltet, wird die Muttermilch als Rohmilch in der ersten Spalte zu den natürlichen, völlig unveränderten Lebensmitteln gezählt.

Kann eine Mutter aus besonderen Gründen nicht stillen, sollte die »artfremde« Ernährung des Säuglings auch in Natürlichkeit und Vollwertigkeit der Muttermilch angepaßt sein. Der ideale Ersatz ist die rohe Tiermilch, in unseren Breiten ist das hauptsächlich Kuhmilch, beim Bauern als Rohmilch, im Handel als Vorzugsmilch erhältlich. Vorzugsmilch ist rohe Milch aus besonders überwachten Tierbeständen, die unverändert abgefüllt und in den Handel gebracht wird. Auch die Kuhmilch ist ein vollwertiges, gehaltvolles Lebensmittel, das unverändert alles enthält, was ein stark wachsender Organismus zum Aufbau und zur Entwicklung benötigt. Wenngleich die Kuhmilch auf die Bedürfnisse des jungen Kalbes abgestimmt ist, kann sie in den beschriebenen Ausnahmefällen als Muttermilchersatz Verwendung finden. Diese Erfahrungen sind über viele Generationen bestätigt worden. Stammt die Tiermilch von gesunden Tieren und wird diese Milch unter Beachtung aller hygienischen Notwendigkeiten vom Tier genommen und weitergegeben, so steht dem Rohmilchgenuß für Kind und Erwachsene nichts im Wege.

Viele Menschen lehnen aus Angst vor Krankheiten den

Genuß von Rohmilch ab und wagen erst recht nicht, ihre Säuglinge damit zu füttern. Deshalb will ich hier kurz auf diesen Sachverhalt eingehen.

Ursprünglich wurde die Milch pasteurisiert, um bestimmte krankmachende Keime abzutöten, vor allem die Tuberkelbazillen. Diese sind jedoch so hitzebeständig, daß dazu eine Kochzeit von etwa zehn Minuten erforderlich wäre. An Tuberkulose erkrankt man nicht allein durch vorhandene Tuberkelbazillen; die Abwehrkräfte des einzelnen Organismus spielen eine ebenso entscheidende Rolle. Eine Erhitzung der Milch bedeutet Zerstörung von wichtigen Vitalstoffen, die den Abwehrkräften des Körpers dann fehlen. Damit ist durch die Pasteurisierung der Milch gerade das Gegenteil eingetreten; die Gefahr, an Tuberkulose zu erkranken, ist gestiegen. Inzwischen sind die Rinderbestände frei von übertragbaren Krankheiten, trotzdem ist fast ausschließlich nur erhitzte Milch erhältlich.

Heute wird die Milch deshalb pasteurisiert oder uperisiert (H-Milch), um sie länger haltbar zu machen. Die Rohmilch, direkt vom Bauern geholt, hält sich im Kühlschrank drei bis vier Tage frisch. Die gekaufte, pasteurisierte Milch ist bereits einige Tage alt, ehe sie zum Verbraucher kommt, und daher auch nur noch zwei bis drei Tage haltbar.

*

Die untenstehende Tabelle zeigt die Durchschnittswerte der Nährstoffe und Mineralsalze verschiedener Milcharten. Der Fettgehalt ist bei allen Milcharten annähernd gleich, doch Eiweiß, Kohlenhydrate und Mineralsalze weisen große Unterschiede auf.

	Eiweiß	**Fett**	**Kohlenhydrate**	**Salze**	**Kalorien**
Kuhmilch	3–3,5 %	3,5–4 %	4–4,9 %	0,7 %	61–72/100 g
Muttermilch	1,4–2 %	3,8–4 %	6,5–7 %	0,3 %	68–74/100 g
Ziegenmilch	3,6 %	3,9 %	4,7 %	0,8 %	70/100 g

Der hohe Eiweißgehalt der Kuhmilch ist nicht für alle Kinder gleich gut verträglich. Um diesen zu vermindern, wird die Kuhmilch mit frisch gemahlenem Getreide, das in Wasser eingeweicht wird, vermischt und mit etwas unerhitztem Honig leicht gesüßt. Diese sogenannte Frischkornmilch vertragen auch schon Neugeborene, die, aus welchen Gründen auch immer, nicht gestillt werden können. Seit vierzig Jahren empfiehlt Dr. med. M. O. Bruker diese Frischkornmilch. Damit sind bereits viele Kinder mit sehr gutem Erfolg großgezogen worden.

Mit dieser Vollwertkost für den Säugling – rohe Tiermilch, frisch gemahlenes Getreide und unerhitzter Honig – beschreiten Sie den nach dem Stillen natürlichsten Ernährungsweg. Muttermilch ist eine Rohmilch, die bisher von keiner Säuglingsersatznahrung erreicht wurde. Warum sollte man nun einem Kind, das diese Muttermilch nicht bekommen kann, gekochte oder präparierte Nahrung zuführen? Das wäre doch völlig widernatürlich und würde – genau wie bei Versuchen im Tierreich – zu gesundheitlichen Schäden führen. Auch das ungestillte Kind muß eine Nahrung bekommen, die der Muttermilch ähnlich ist. Dies kann wiederum nur rohe, unzerstörte Nahrung sein, mit der das Kind selbst Abwehrkräfte aufbauen und Immunstoffe bilden kann.

Die Frischkornmilch kann

a) mit roher Kuhmilch vom Bauern, möglichst vom Biobauern oder vom Demeter-Hof,
b) mit Vorzugsmilch,
c) mit pasteurisierter Demeter-Milch, nicht homogenisiert,
d) mit pasteurisierter, homogenisierter Milch

zubereitet werden.

Bei dieser Aufstellung ist die unter a) genannte Milch die hochwertigste, die zuletzt aufgeführte die minderwertigste.

Die pasteurisierte Milch ist durch Erhitzen längst nicht mehr so wertvoll wie Rohmilch. Die Lebendigkeit der Rohmilch gegenüber der erhitzten Milch ist an folgendem Vorgang, der sich auch im menschlichen Darm abspielt, für jedermann beweisbar: Bei längerem Stehen der rohen Milch säuert diese infolge der darin enthaltenen und sich vermehrenden Milchsäurebakterien. Die gesäuerte Milch verliert kaum etwas an Gesundheitswert. Selbst die nur kurz und schonend erhitzte Milch enthält nur noch zerstörte Milchsäurebakterien, so daß sie bei längerem Stehen fault, also gesundheitsschädlich wird.

Bei über 42° erhitzter Milch verändert sich weder der Kaloriengehalt noch der Gehalt an Eiweiß, Fett, Kohlenhydraten und Mineralstoffen. Der Vitalstoffgehalt (Vitalstoffe sind biologische Wirkstoffe zur Erhaltung der Gesundheit) wird jedoch erheblich vermindert.

Chemisch gesehen ist die erhitzte Milch in allen Werten der Rohmilch gleich, biologisch gesehen ist jedoch eine erhebliche Wertminderung eingetreten. Die noch weniger wertvolle bzw. minderwertige Milch wie H-Milch oder Dosenmilch ist völlig ungeeignet zur Erhaltung der Gesundheit und für die Ernährung eines Kindes. Daher sollten Sie diese strikt meiden! Wird pasteurisierte Milch zur Herstellung der Frischkornmilch verwendet, sind das frisch gemahlene Getreide und der unerhitzte Honig das wichtigste und wertvollste.

Das Getreide (Weizen, Sprießkorngerste oder Naturreis aus biologischem Anbau) wird mit einer Getreidemühle, feinste Einstellung, frisch gemahlen (Näheres über Getreidemühlen siehe Seite 157f.). So gewonnenes Mehl (Vollkornmehl), das alle Teile des ganzen Korns enthält, also auch die Randschichten und den Keim, wird mit Quellwasser (Haderheck-Quelle, Königstein/Taunus, erhältlich in Großflaschen, s. S. 111) verrührt und zugedeckt fünf bis acht Stunden eingeweicht.

In Wohngebieten, die noch mit gutem, unbelastetem Quellwasser versorgt werden, kann das normale Trinkwasser aus der Leitung verwendet werden.

Zubereitung der Frischkornmilch

Für eine fertige Trinkmenge von 120 g bzw. 600 g braucht man:

20 g = 2 EL gestrichen	100 g	frisch gemahlenes Getreide, Weizen, Sprießkorngerste oder Naturreis (kann abwechselnd verwendet werden)
40 g	200 g	Quellwasser ohne Kohlensäure (Haderheck-Quelle, Königstein/Taunus)
60 g	300 g	rohe Milch vom Bauern oder Vorzugsmilch oder pasteurisierte Demeter-Vollmilch oder pasteurisierte, homogenisierte Vollmilch
1 TL-Spitze	1 ½ TL	unerhitzter Honig
ca. 120 g	ca. 600 g	fertige Trinkmenge

Das Getreide mit einer Getreidemühle (feinste Einstellung) frisch mahlen. Doch kann auch eine handbetriebene Kaffeemühle, die jedoch nur zum Getreidemahlen benutzt wird, verwendet werden, eventuell zweimal das Getreide durchmahlen.

Das entstandene Vollkornmehl mit dem Quellwasser verrühren und in einer Schüssel, mit einem Tuch oder Teller bedeckt, fünf bis acht Stunden oder über Nacht stehenlassen. Diesen Getreidebrei nach der Einweichzeit sofort verwenden. Entweder alle Flaschen für den Tagesbedarf auf einmal zubereiten und kühlstellen oder aber jede Flasche einzeln nach Bedarf (z.B. bei Zwiemilchernährung). Dazu die entsprechende Menge Getreidebrei mit Einweichwasser in die Flasche geben, Milch und Honig hinzufügen und dann im 37° warmen Wasserbad erwärmen. Die Flasche öfters schütteln, damit der Inhalt gleichmäßig erwärmt wird.

Es genügt, wenn die Trinkmilch lauwarm ist, also ca. 25–30° – auf keinen Fall höher als 40° erhitzen, da sonst wertvolle Bestandteile vernichtet werden.

Das Loch im Sauger muß so groß sein, daß das Kind auch den Getreidebrei heraussaugen kann. Die Trinkdauer soll mindestens fünf Minuten, besser jedoch zehn Minuten betragen; also darf das Loch im Sauger nicht zu groß sein.

Sollte der Säugling die Frischkornmilch in den ersten Wochen nicht aus der Flasche saugen können – es fehlt ihm eventuell die nötige Saugkraft, oder die Getreidemühle mahlt nicht fein genug –, dann rühren Sie die Frischkornmilch durch ein feines Teesieb. Dadurch entsteht ein Gesamtmengenverlust von 20 bis 30 g, der durch Zugabe von Rohmilch in gleicher Quantität ausgeglichen wird. Damit ist die angegebene Gesamttrinkmenge wieder erreicht.

Den verbleibenden Getreidebreirest können Sie mit einem geriebenen Apfel selbst essen oder einem Ihrer älteren Kinder geben.

Ist das Kind ca. vier Wochen alt, erübrigt sich das Absieben der Frischkornmilch. Ihr Kind ist dann sicher kräftig genug, um die vollständige Frischkornmilch aus der Flasche zu saugen.

Die Nahrung des Kindes muß jeden Tag frisch zubereitet, das Getreide frisch gemahlen und eingeweicht werden.

Das Trinken soll außer der Nahrungsaufnahme auch das Saugbedürfnis des Kindes stillen. Dieses wird bei der Ernährung mit der Flasche nicht so voll befriedigt wie beim Brustkind. Zudem fehlt der enge Hautkontakt zu der Mutter, so daß das Kind häufig unzufrieden wird, was sich in Weinen oder Schreien äußert. Zur Beruhigung geben viele Mütter ihrem Kind dann den Schnuller und tragen somit dazu bei, daß das Kind zum Schnullerkind wird.

Manche Mütter überlassen ihrem Kind den Schnuller aber auch aus Angst, es könnte sonst an den Fingern lutschen. Früher oder später entdeckt der Säugling aber doch die Finger als sein schönstes Spielzeug. Hygienischer ist auf jeden Fall, wenn ein Säugling seine Finger und nicht den Schnuller in den Mund steckt. Wenn Finger- oder Daumenlutschen zur Gewohnheit werden, besteht natürlich die Gefahr, daß durch den erheblichen Dauerdruck die bereits im Kiefer angelegten Zähne sich verschieben. Doch auch der Schnuller birgt in dieser Hinsicht Nachteile in sich.

Die Ursache der Unzufriedenheit ist also meist nicht Hunger, sondern das Saugbedürfnis und die Sehnsucht nach Geborgenheit und menschlicher Wärme. Lassen Sie Ihrem Kind diese ausreichend zukommen, indem Sie es immer wieder an Ihre nackte, warme Haut legen. Sprechen Sie stets mit liebevoller, leiser Stimme zu ihm. Die so erzeugten Schwingungen werden von ihm aufgenommen und vermitteln ihm einen engen Kontakt mit der Mutter, ähnlich wie er im Mutterleib war.

Wenn dagegen das Kind nur aus Lust und Freude an seinen Fingern lutscht und diese ihm nach dem Einschlafen wieder aus dem Mund fallen, schadet dies nicht. Sobald das Kind sitzen kann und seine Zähnchen durchbrechen, wird das Lutsch- und Saugbedürfnis durch ein Stück Gemüse, Obst oder altbackenes Vollkornbrot, das es zum Beißen und Lutschen erhält, befriedigt werden.

Auf eine weitverbreitete Unsitte muß an dieser Stelle auch hingewiesen werden: Geben Sie Ihrem Säugling oder Kleinkind nie einen in Honig getauchten Schnuller zur Beruhigung. Obwohl Honig eines der wertvollsten Lebensmittel ist, schadet er, in konzentrierter Form genossen, den entstehenden und den später vorhandenen Zähnen.

Honig soll nur in Flüssigkeit oder Brei gelöst dem Säugling gegeben werden, und das nur in geringen Mengen.

*

Eine Zwiemilchernährung wird angewendet, wenn die Muttermilch nicht ausreicht; zunächst läßt man den Säugling bei jeder Mahlzeit die Brust auf beiden Seiten leertrinken und reicht ihm dann die Flasche. Dadurch wird die Brust angeregt, erneut Milch zu produzieren.

Die aus der Flasche zusätzlich getrunkene Milchmenge wird allein durch den Hunger des Kindes bestimmt. Eine allgemeingültige Norm gibt es nicht bei einer biologisch vollwertigen Säuglingsernährung, zu der auch die Frischkornmilch zählt.

Gerade bei der Zwiemilchernährung ist diese Art der Zufütterung einfach und preiswert, weil man nie genau weiß, wann und ob überhaupt die Muttermilch nicht ganz ausreicht. Dieser eingeweichte Getreidebrei kostet nur ein paar Pfennige und kann, wenn er für den Säugling nicht gebraucht wird, für die Nahrungszubereitung der übrigen Familie verwendet werden.

Die in den Flaschen eventuell zurückbleibenden Restmengen dürfen dem Säugling bei der nächsten Mahlzeit selbstverständlich nicht mehr gegeben werden.

Verwenden Sie äußerste Sorgfalt bei der Nahrungszubereitung. Das dazu benötigte Geschirr sollte ausschließlich für diesen Zweck benutzt werden. Sauger und Flaschen müssen sauber ausgewaschen und jeden Tag ausgekocht (ca. fünf Minuten) werden – und zwar ohne jegliche Reinigungszusätze.

*

Dr. med. Josef Evers, bekannt durch seine Ernährungstherapie bei multipler Sklerose, hat fünf von seinen zehn Kindern (die anderen wurden gestillt) mit roher, unverdünnter Kuhmilch mit außerordentlich großem Erfolg großgezogen.

Bei dieser reinen Kuhmilchernährung ist besonders zu beachten: Das Loch im Sauger muß so klein sein, daß aus der mit Milch gefüllten Flasche, wenn man sie senkrecht nach unten hält, je Sekunde ein Tropfen herausläuft. Der Säugling ist dadurch gezwungen, so zu saugen wie an der Mutterbrust. Der Saugakt erzeugt Speichel, der Ptyalin (ein Ferment, das den Abbau der Speisen einleitet) enthält, das die Milch vorverdaut. Wie beim Stillvorgang sollte die Dauer der Nahrungsaufnahme auch mindestens zehn Minuten betragen.

Der einzige Zusatz zur unverdünnten Rohmilch, wie Dr. Evers sie empfiehlt, kann unerhitzter Honig sein (½ TL für 200 g Milch), da die Kuhmilch nicht so süß schmeckt wie die Muttermilch. Nicht jedes Kind verträgt wegen des hohen Eiweißgehaltes diese Milch. Nicht nur die eigene Empfindlichkeit des Säuglings gegen das artfremde Eiweiß, sondern auch eine Überernährung der Mutter mit tierischem Eiweiß (Fleisch, Fisch, Eier, Milch, Quark, Käse) während der Schwangerschaft kann die Ursache der Unverträglichkeit sein. Ein Teil der Kinder reagiert darauf mit Ausschlag, Milchschorf oder Ekzemen, andere Säuglinge wiederum vertragen die unverdünnte Kuhmilch ausgezeichnet. Bei völliger Milchunverträglichkeit wird Frischkornmandelmilch empfohlen, deren Zubereitung auf Seite 50 ausführlich beschrieben wird.

Die Industrie hat auch aus der Kuhmilch eine Milchart entwickelt, die weitgehend der Muttermilch angepaßt ist. Diese pulverisierte Milch hat jedoch mit lebendiger, vollwertiger Nahrung nichts mehr zu tun. Diese Milchpräparate nähren zwar Ihr Kind, reichen jedoch nicht zum Aufbau und zur Erhaltung natürlicher Gesundheit und Widerstandsfähigkeit aus. Der Mangel an Vitalstoffen äußert sich leider meist nicht sofort, sondern erst nach Jahren in Form vielfältiger Krankheiten. Die beste Nahrung ist immer die am wenigsten veränderte, das ist für den Säugling die rohe Milch, die Frischkornmilch oder die Frischkornmandelmilch. Rohmilch ist leider nicht überall erhältlich, so daß Kompromisse, wie beschrieben, anzustreben sind.

Sobald das Kind an festere Nahrung gewöhnt werden

kann, werden Rohmilch, Frischkornmilch und Frischkornmandelmilch durch rohes Gemüse und Obst teilweise ersetzt.

Die fertige Säuglingsvollkornnahrung aus dem Reformhaus oder Naturkostladen ist auch noch vollwertig, soweit die Mutter diese mit Rohmilch und Honig zubereitet.

Die genaue Zubereitungsanleitung ist auf den Packungen angegeben. Wird statt Rohmilch pasteurisierte Milch verwendet oder wird die Rohmilch über 42° erhitzt, ist diese Säuglingsnahrung nicht mehr vollwertig, aber immer noch wertvoller als die im Handel erhältliche Milchpulversäuglingsnahrung.

*

Wenn Sie Ihr Kind stillen oder biologisch vollwertig ernähren, kann das Kind so viel trinken, wie es mit vollem Appetit zu sich nimmt, aber niemals mehr. Bei den einzelnen Mahlzeiten braucht es auch nicht genau die gleiche Menge zu trinken. Als Faustregel gilt, daß das Kind in den ersten sechs Lebenswochen nach dem zehnten Tag als Tagestrinkmenge ein Sechstel seines Körpergewichtes erhält.

Beispiel:	Gewicht des Kindes	3600 g
	Tagestrinkmenge	3600 g : 6 = 600 g =
	bei fünf Mahlzeiten	120 g pro Mahlzeit

Hunger und Sättigungsgefühl bleiben aber trotz aller Tabellenangaben beim Stillen und bei biologisch vollwertiger Ernährung das einzig richtige Maß für die Trinkmenge. Ein kräftiges Kind wird mehr trinken als ein zartes; deshalb kann und soll sich die Mutter nicht von Zahlen leiten lassen.

Ob die Nahrungsmenge für Ihr Kind ausreichend ist, gleich ob Sie es stillen oder mit der Flasche füttern, ist immer an der befriedigenden Gewichtszunahme zu erkennen.

Das Neugeborene nimmt nach der Geburt etwas ab und erreicht nach zehn bis vierzehn Tagen sein Geburtsgewicht wieder. Bei ausreichender Nahrung nimmt ein Säugling jede Woche ungefähr 150 bis 200 g zu, so daß er im Laufe des fünften Monats sein Geburtsgewicht verdoppelt. Es ist wichtig, diese Gewichtszunahme einmal wöchentlich zu überprüfen. Auch Mütter, die ihr Kind stillen, sollen es nur wöchentlich einmal wiegen, um seine Gewichtszunahme zu überprüfen. Wenn die Mutter aber unsicher ist, ob ihr Kind genügend Milch getrunken hat, dann ist es ratsam, daß sie bei jedem Stillvorgang über einen ganzen Tag vor und nach dem Trinken sein Gewicht kontrolliert.

Wenn Kinder in den ersten Lebenswochen nachts aufwachen und weinen, können sie ohne Bedenken gestillt werden. Flaschenkinder können 20 bis 50 g schwach mit Honig gesüßten Tee trinken.

Bereiten Sie auch den Kindertee selbst zu. Sicher haben Sie gelesen, welch fatale Folgen die überall im Handel angebotenen Kindertees haben, deren Granulat zu über 90 Prozent aus Fabrikzucker besteht. (Siehe Seite 124.)

Teezubereitung:

1 TL Fenchel oder Kamille mit 1 l kochendem Wasser übergießen. 5 bis 10 Minuten ziehen lassen. Abkühlen auf Trinkwärme, und auf 100 g Tee 1 TL-Spitze Honig geben.

Wenn das Kind trotz Teefütterung und Trockenlegen weiter weint, reicht vermutlich die tägliche Gesamtnahrungsmenge nicht voll aus. Bei biologisch vollwertiger Ernährung kann man auch ohne Bedenken eine sechste Mahlzeit einschieben, wenn das nächtliche Hungergeschrei nicht aufhört. Dies ist meist nur in den ersten vier bis sechs Wochen zu beobachten, und danach wird das Kind von selbst die nächtliche Zusatzmahlzeit verschlafen.

Wurde die Ernährung des Säuglings in der Klinik mit Fertignahrung begonnen, kann zu Hause stufenweise auf vollwertige Ernährung umgestellt werden. Man ersetzt zuerst eine Flasche Fertignahrung durch eine Flasche Frischkornmilch, nach zwei Tagen die zweite Flasche und so weiter fort. In einer Woche ist die Ernährung umgestellt. In dieser Zeit muß die Mutter jeden Tag zwei verschiedene Nahrungsarten zubereiten, die Fertignahrung und die Frischkornmilch. Die Kosten des Stillens oder einer biologisch vollwertigen Ernährung sind geringer als die einer Fertignahrung. Auch aus diesen Überlegungen sollte sich die Mutter zur biologischen Vollwerternährung des Säuglings entschließen.

*

In weiten Bereichen des menschlichen Lebens ist die Rückbesinnung auf die natürlichen Grundlagen allen Lebens festzustellen. Dieser Trend wird sich von Jahr zu Jahr verstärken. Auch bei der Ernährung Ihres Kindes sollten Sie Urinstinkt und gesunden Menschenverstand walten lassen. Wenngleich eine übermächtige Werbung Ihnen tagtäglich die Errungenschaften des modernen Lebens einreden will, sollten Sie nicht aus Bequemlichkeit diesen Verlockungen erliegen. Nehmen Sie es einfach in Kauf, daß Sie anders als die (noch) breite Masse handeln wollen, und sorgen Sie auf diese Weise selbst für Gedeihen und Gesundheit Ihres Kindes.

Bei Kindern anderer Mütter werden Sie leider feststellen können, daß die übliche fertige Milchpulvernahrung, angerührt mit gechlortem Leitungswasser, ungeeignet ist, einen gesunden und widerstandsfähigen Organismus aufzubauen. Ihr Kind wird weitgehend durch vollwertige Ernährung von ernährungsbedingten Krankheiten verschont bleiben. Über das Augenblicksgedeihen Ihres Kindes, das auch mit der fertigen Industrienahrung erreicht wird, sollten Sie vielmehr in die Zukunft schauen und eine Ernährungsform wählen, die auch für die kommenden Jahre die Basis für eine stabile Gesundheit sichert. Diese aufzubauen und zu erhalten vermag nur lebendige, unzerstörte Nahrung. Schon dem Säugling sollte die Nahrung so gegeben werden, wie sie die Natur hervorgebracht hat: die arteigene Muttermilch oder die artfremde rohe Tiermilch und das Getreide, frisch gemahlen.

Weitere wichtige Ratschläge

Neben der vollwertigen Säuglingsernährung ist es wichtig, das Kind, soviel und sooft das Wetter und die Jahreszeit es erlauben, an die frische Luft zu stellen oder auszufahren. Ein in den Kinderwagen auf die Matratze gelegtes echtes Schaffell schützt den Säugling in der Übergangs- und der kalten Jahreszeit sicher vor Unterkühlung und erlaubt ausgedehntere Frischluftaufenthalte als üblicherweise möglich. Gerade die von unten das Kind umgebende Kühle muß abgehalten werden, deshalb ist das Schaffell als Auflage wichtiger als ein Berg von Kissen über dem Kind.

Der Aufenthalt im Freien beginnt in der wärmeren Jahreszeit mit der zweiten Lebenswoche. An kalten oder Regentagen stellt man den Säugling an ein zugfreies, weit geöffnetes Fenster, am besten um die Mittagszeit. Beginnend mit einer viertel bis einer halben Stunde steigert man den Frischluftaufenthalt auf einige Stunden, sofern es Wetter und Wohnbedingungen zulassen. Wer einen zugfreien, ruhig gelegenen Balkon oder Garten besitzt, braucht das Kind nicht spazierenzufahren, sondern stellt es, der Jahreszeit entsprechend angezogen, den ganzen Tag an die Luft unter freiem Himmel, jedoch nicht in die Sonne. Nach Möglichkeit soll dabei das Verdeck des Kinderwagens offen sein und im Sommer immer ein Fliegenschutz (Schleier) über den Wagen gespannt werden.

Bei großer Hitze wird der Säugling unter einen Baum in den Schatten gestellt. Mütter, die diese Möglichkeit nicht haben, sollten ihr Kind nicht in belebten Stadtstraßen spazierenfahren. Suchen Sie sich immer Parks oder Grünanlagen mit Bäumen für die tägliche Spazierfahrt aus.

Soweit Ihr Kind dabei wach ist, vernimmt es alle Geräusche aus der Umwelt. Dabei wird es ihm besonders wohltun, wenn es in der ihm fremden Geräuschwelt die vertraute Mutterstimme hört. Daher sollten Sie sich immer wieder einmal über den Wagen zu Ihrem Kind beugen und es ansprechen.

Ist das Kind ein Vierteljahr alt, darf es in der warmen Jahreszeit auch Luft- und Sonnenbäder erhalten. Anfangs läßt man das Kind einige Minuten nackt, auch ohne Windeln, in der Sonne strampeln. Wenn ihm das bekommt, läßt man es täglich unbekleidet, beginnend mit drei bis fünf Minuten bis zu dreißig Minuten insgesamt, in Bauch- und Rückenlage in der Sonne liegen. Im Hochsommer ist das Sonnenbad vormittags oder nachmittags zu nehmen, niemals in der Mittagshitze. Spielen Sie während dieser Zeit mit ihm, damit es sich viel bewegt – als Schutz gegen Sonnenbrand.

Der Kopf des Säuglings darf niemals ohne Bedeckung der prallen Sonne ausgesetzt werden! Das weiße Sonnenhütchen ist im Sommer, auch bei Kleinkindern, das wichtigste, wenn auch oft das einzige Kleidungsstück.

Der Aufenthalt des Säuglings an Licht und Luft ist neben der vollwertigen Ernährung die natürliche Vorbeugung gegen Rachitis. Rachitis oder englische Krankheit ist eine Sonnenmangelkrankheit, verbunden mit einer Mineralstoffwechselstörung. Mit Hilfe des Sonnenlichtes wird das Provitamin D, das auch unter der Haut des Säuglings eingelagert ist, in Vitamin D umgewandelt. Das Vitamin D ermöglicht im Stoffwechsel des Kindes das in der Nahrung enthaltene Kalzium im Bindegewebe und in den Knochen einzulagern. Erkrankt das Kind an Rachitis, ist es ratsam, auch hier ein Naturprodukt als Heilmittel zu wählen, das nicht die Gefahr einer Schädigung in sich birgt, z. B. Lebertran, Polygran-Instant oder ein homöopathisches Mittel. Ein in Naturheilverfahren und Homöopathie erfahrener Arzt kann diese Mittel gezielt einsetzen. Gänzlich abzuraten, weil sehr gefährlich, ist von einer Vitamin-D-Gabe in isolierter, synthetisch hergestellter Form, z.B. ein Vitamin-D-Stoß, als Tropfen oder Tabletten. Der Kinderarzt Dr. Wilhelm zur Linden hat in seinen Schriften als erster auf die Gefahren der synthetischen Vitamin-D-Mittel aufmerksam gemacht. Zwischenzeitlich haben seine Erfahrungen und Aussagen immer mehr Beachtung gefunden.

Eine gesundheitsbewußte Mutter kann bei ihrem Säugling dem Mangel an D-Vitaminen vorbeugen, indem sie sich vollwertig ernährt und viel in frischer Luft bewegt. Das Einwirken des Sonnenlichtes auf die unbedeckte Haut der Mutter steigert nicht nur die Milchbildung, sondern reichert die Milch auch mit dem rachitisverhütenden Vitamin D an.

*

Ihr Kind wird, wenn es nicht gerade genährt oder gewickelt wird, meistens schlafen. Seien Sie unbesorgt, wenn es mehrere Male am Tage niest, es reinigt so seine Nase. Gähnen kann es schon, und oft huscht im Schlaf ein Lächeln über sein Gesicht.

Starke Geräusche und grelles Licht erschrecken es. Mit den Augen kann das Kind die Mutter noch nicht erkennen, aber Ihre Nähe und Stimme vermögen es schon zu beruhigen. Es ist deshalb sehr empfehlenswert, Ihr Kind in der Nacht im Babykorb neben Ihr Bett oder in dessen Nähe zu stellen. Das Kind spürt die Nähe der Mutter, und Sie haben die Beruhigung, es auch im Schlaf überwachen zu können. Würde das Kind in einem eigenen Zimmer stehen, kann Ihr Schlaf nie so tief sein, weil Sie im Unterbewußtsein stets auf Geräusche Ihres Kindes lauschen. Das eigene Kinderzimmer ist deshalb vor einem Alter von einem halben Jahr nicht nötig. Lassen Sie sich mit dessen Einrichtung Zeit.

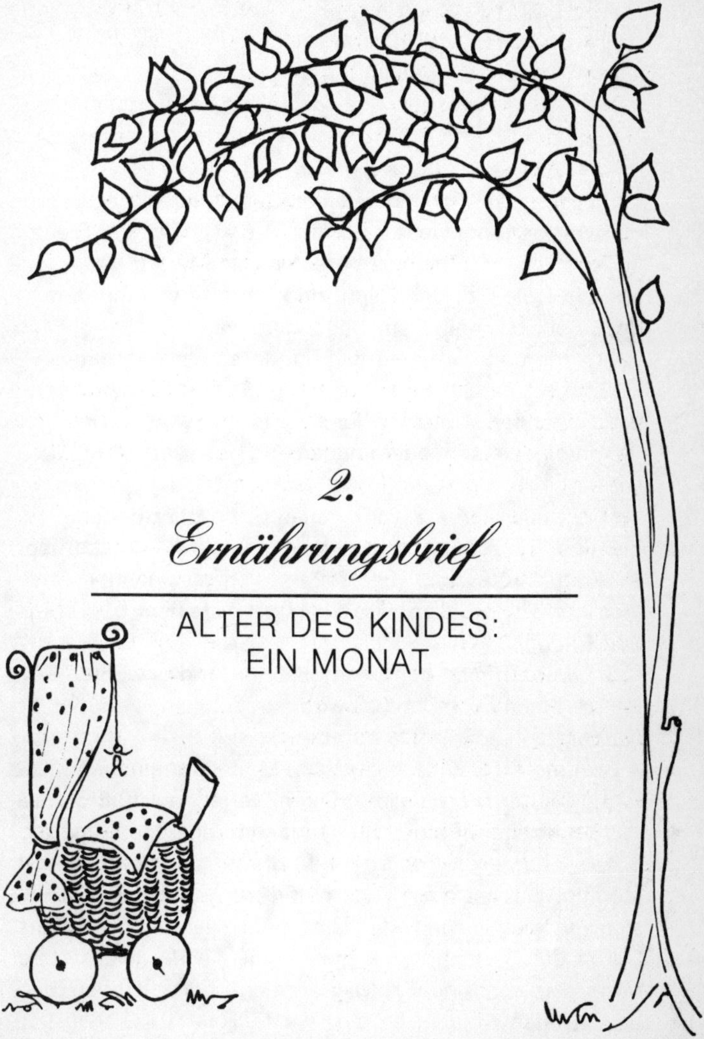

2. Ernährungsbrief

ALTER DES KINDES:
EIN MONAT

Liebe Mutter,

die ersten vier Wochen seit der Geburt Ihres Kindes sind nun vorüber. Viel Neues stürmte in dieser Zeit auf Sie und Ihr Kind ein. Die ständige Verantwortung für Ihr Kind beanspruchte Sie Tag und Nacht und forderte von Ihnen geradezu Schwerarbeit. Ganz besonders waren Sie um die ausreichende und richtige Ernährung Ihres Kindes besorgt.

Jetzt haben Sie bereits größere Sicherheit bei allen zu bewältigenden Aufgaben für Ihr Kind gewonnen und werden infolgedessen jedem neuen Tag gelassener entgegensehen.

Das Stillen Ihres Kindes verläuft nun überwiegend problemlos. Die Anfangsschwierigkeiten haben Sie jetzt überwunden. Mutter und Kind haben sich aufeinander eingestellt, und das Stillen wird jedesmal zu einem beglückenden Erlebnis.

Sie werden jetzt bemerken, daß Ihr Kind bewußten Kontakt zu Ihnen sucht, und es wird gar nicht lange dauern, bis sein erstes Lächeln Sie erfreut.

Ihr Kind wird Ende des ersten Monats ungefähr 600 bis 700 g Muttermilch täglich trinken, verteilt auf fünf bis sieben Mahlzeiten. Es gibt nun Tage, an denen das Kind größeren Hunger verspürt und öfters angelegt werden möchte. Das ist auch ganz natürlich, weil es wächst und sich entwickelt und deshalb mehr Nahrung aufnimmt. Durch das vermehrte Saugen steigt die Produktion Ihrer Milch, und das Kind wird wieder reichlich satt. Gegen Ende des zweiten Monats beträgt die tägliche Trinkmenge ca.

800 g. Soweit Sie sich vollwertig ernähren, frische Salate, Obst (mäßig Zitrusfrüchte) und Vollkornbrot essen, braucht Ihr Kind im zweiten Lebensmonat keine zusätzliche Nahrung zur Muttermilch.

An dieser Stelle sollen einige Hinweise zu wichtigen Vitaminen und Mineralstoffen in der Vollwerternährung als Orientierungshilfe für die Mutter gegeben werden.

Mit der Vollwertkost führen Sie sich Vitamine zu, die in der Normalkost in zu geringem Maße vorhanden sind, die Vitamine des B-Komplexes. Besondere Bedeutung kommt dem Vitamin B_1 oder Aneurin zu, da es für den Ablauf des Kohlenhydratstoffwechsels unentbehrlich ist. Unser Nervengewebe hat unter allen Zellsystemen den intensivsten Kohlenhydratumsatz und benötigt besonders viel Vitamin B_1 (wird dem Körper aber zuwenig Vitamin B_1 zugeführt oder wird durch den Genuß von Fabrikzucker das Vitamin B_1 zum Abbau dieses Produktes benötigt, so entsteht daran ein Mangel). Bei fehlender Zufuhr von Vitamin B_1 kann das Nervengewebe seine normale Funktion weniger lange aufrechterhalten als andere Gewebe.

Sie spüren diesen Mangel dann in den vielfältigsten Erscheinungsformen wie Nervosität, Abgeschlagenheit, Lustlosigkeit, Schlaflosigkeit, Müdigkeit, Konzentrationsschwäche u.a.m. Auch die Milchproduktion der Mutter steht unter dem Einfluß von Vitamin B_1. Gleichsam führen alle Vorgänge im Organismus, die mit einer Steigerung des Grundumsatzes einhergehen – dazu zählt das Stillen ebenso wie starke körperliche Arbeit –, zu einem erhöhten Bedarf an Vitamin B_1. Das Getreide kann uns ausreichend mit diesem wichtigen Vitamin versorgen, sofern die ganzen Körner vermahlen und verwendet werden und nicht nur Teile davon. Es bringt gar einen Überschuß von B_1-Vitaminen mit, die Mangelerscheinungen rasch abbauen helfen. Das volle Getreidekorn enthält nicht nur das Vitamin B_1 und die anderen

Vitamine des B-Komplexes, sondern es ist auch eine wichtige Quelle für Mineralstoffe. Die nachfolgende Tabelle zeigt, wie gering die Menge der Wirkstoffe eines Auszugsmehls gegenüber denen des ganzen Getreidekorns sind und welche Verluste durch das sogenannte Ausmahlen entstehen.

Wirkstoffe	**Vollkornmehl 1 kg**	**Auszugsmehl aus Weizen oder Roggen 1 kg**	**Verlust**
Eisen	44 mg	7 mg	84%
Kupfer	6 mg	1,5 mg	75%
Magnesium	250 mg	120 mg	52%
Mangan	70 mg	20 mg	71%
Kalium	4730 mg	1150 mg	76%
Kalzium	120 mg	60 mg	50%

Es ist bereits nachgewiesen, daß sich Mineralstoffmangel, z. B. Kalzium- oder Eisenmangel, nicht durch isoliert hergestellte Medikamente beheben läßt. Nur ein intakter Stoffwechsel versorgt den Körper aus der Nahrung mit allen notwendigen Stoffen zum Aufbau und zur Erhaltung des Organismus. Die Vollwertkost garantiert diesen funktionierenden Stoffwechsel.

Doch nun zurück zur Nahrungsversorgung Ihres Kindes. Erwiesen ist, daß Sie Ihr Kind mit Muttermilch nicht überernähren können. Wenn Sie von Anfang an zuviel Milch haben und den überschüssigen Rest abpumpen oder abdrücken, dann werden Sie den Milchüberschuß nicht los. Wenn Sie nur Ihr Kind trinken lassen, wird sich der Bedarf ebenso einpendeln wie bei zu geringer Milchmenge. In diesem Fall sollte deshalb nicht gleich mit der Flasche zugefüttert werden. Legen Sie das Kind öfters an, alle zwei bis drei Stunden an jede Seite ca. zehn Minuten. Dadurch steigt die Milchproduktion ganz bestimmt.

Wenn Ihr Kind nachts noch aufwacht und vor Hunger weint, legen Sie es noch einmal an, es braucht eben mehr Nahrung und Geborgenheit als andere Kinder. Denken Sie immer daran, daß Ihr Kind ein Individuum ist und vieles bei ihm anders sein wird als bei anderen Kindern. Deshalb können auch keine genauen Angaben über Trinkmenge, Gewichtszunahme und körperliche sowie seelische Entwicklungsstufen gemacht werden. Jede Mutter lernt ihr Kind durch genaues Beobachten am besten kennen und kann daraufhin z.B. eine Unpäßlichkeit von einem Hungergeschrei unterscheiden.

Sie entwickeln mit der Zeit so viel Feingefühl, daß Ihnen kleinste Unregelmäßigkeiten bei Ihrem Kind auffallen. Bei aller Fürsorge für Ihren Säugling sollten Sie aber auch die übrige Familie nicht zu kurz kommen lassen. Beziehen Sie vor allem in die Betreuung und Pflege Ihres Säuglings Ihre übrigen Kinder mit ein. Ihre Kleinsten dürfen Ihnen einmal eine Puderdose, Windeln oder Kleidungsstücke reichen, während Sie ältere Kinder beim Wickeln das Höschen überziehen lassen können. Damit geben Sie Ihren Kindern das Gefühl der Mitverantwortung.

Wenn nicht oder nur teilweise gestillt wird, bekommt der Säugling Frischkornmilch, wie es im ersten Brief beschrieben worden ist, und zwar im zweiten Monat täglich fünf Flaschen.

Die tägliche Gesamttrinkmenge steigt von ca. 600 g auf 700 g, bei besonders hungrigen Kindern bis 800 g, das sind pro Mahlzeit 120 bis 160 g. Die Nahrung wird wie in Brief 1 beschrieben zubereitet (siehe Seite 32).

Die Frischkornmilch ist lang anhaltend sättigend, Ihr Kind wird einige Stunden damit zufrieden sein. Bei sehr warmem Wetter können Sie ihm bei Bedarf selbst zubereiteten Tee (siehe Seite 38) geben. Ein Kind, das genügend Flüssigkeit erhält, hat auch ausreichend nasse Windeln. Als durchaus normal bezeichnet man bei gestillten Kindern einen Stuhlgang von fünfmal täglich bis einmal halbwöchentlich. Kinder, die mit Frischkornmilch ernährt werden, haben ein- bis dreimal täglich Stuhlgang. Verstopfungen, wie sie oft schon bei Säuglingen auftreten, die mit Milchpulvernahrung ernährt werden, gibt es bei vollwertig ernährten Kindern nicht.

Ab diesem Monat erhält das Flaschenkind zusätzlich flüssige Beikost in Form von 10 bis 30 g frisch gepreßtem Karotten- oder Apfelsaft oder beides gemischt. Verwenden Sie keine Saftkonserven für Ihr Kind, denn Sie wollen ihm doch etwas zukommen lassen, das seiner Gesundheit dient.

Zubereitung der flüssigen Beikost

Auf einem Reibeisen eine sauber gewaschene Karotte bzw. einen Apfel auf ein sauberes kochfestes Tuch aus Baumwolle oder Leinen (z. B. ein Herrentaschentuch) reiben. Durch Zusammendrehen des Tuches den Saft in eine Tasse pressen.

Geben Sie den frisch ausgepreßten Saft in die trinkwarme Milch, oder füttern Sie den Saft während oder nach der Flaschenmahlzeit mit dem Teelöffel. Beginnen Sie mit 1 TL pro Tag, und steigern Sie die Menge allmählich auf 10 bis 30 g pro Tag. Achten Sie darauf, daß die Karotte oder der Apfel aus biologischem Anbau stammen. Das Tuch wird, nachdem das Kind gefüttert ist, sauber unter fließendem Wasser ausgewaschen und jeden Tag mit den Milchflaschen ausgekocht.

Dieser Mehraufwand an Mühe bei der Zubereitung und Beschaffung der biologisch vollwertigen Säuglingsnahrung ist keiner Mutter zuviel, wenn sie weiß, daß sie damit die Muttermilch auf bestmögliche Weise ersetzen kann.

Der Gemüse- und Obstsaft als Fertigsäuglingskost in Fläschchen oder Gläschen stammt zwar aus Produkten biologischen Anbaus, ist jedoch zur Haltbarmachung erhitzt. Werfen Sie wieder einen Blick auf die Kollath-Tabelle S. 152, und Sie erkennen genau den Unterschied. Die von Ihnen selbst hergestellte Beikost zählt zu den mechanisch veränderten Lebensmitteln, die keine Wertverluste erleiden, wenn sie kurz vor dem Essen zubereitet werden. Die weit verbreitete und in den unterschiedlichsten Geschmacksrichtungen angebotene Gläschenkost zählt zu den konservierten Nahrungsmitteln.

*

Bei einzelnen Kindern, die nicht oder nur teilweise gestillt werden können, kann die zugefütterte Kuhmilch, ob als Frischkornmilch oder als Fertigmilchnahrung gereicht, allergische Reaktionen hervorrufen. Milchschorf, Ekzeme und Hautausschläge sind ein untrüglicher Beweis dafür, daß eine Unverträglichkeit des tierischen Milcheiweißes vorliegt.

Dr. med. M. O. Bircher-Benner und Dr. med. M. E. Bircher haben in vielen derartigen Fällen die Kuhmilch durch Mandelmilch ersetzt. Diese Ernährung wird so lange fortgesetzt, bis das Kind ebenso wie das mit Frischkornmilch ernährte Kind an die flüssige und feste Beikost, an Gemüsebrei, Frischkornbrei, Vollkornbrei usw. gewöhnt ist. Dabei gehen Sie beim Ersatz der Frischkornmandelmilch in der gleichen Reihenfolge wie beim mit Frischkornmilch ernährten Säugling vor.

Die Mandelmilch wird aus unerhitzten, frisch geriebenen Mandeln, vermischt mit Quellwasser, zubereitet.

Zubereitung der Frischkornmandelmilch

Für eine fertige Trinkmenge von 120 g bzw. 180 g werden benötigt:

20 g =	30 g =	frisch gemahlenes Getreide,
2 EL gestrichen	3 EL	Weizen, Sprießkorngerste oder
		Naturreis (kann abwechselnd
		verwendet werden)
40 g	60 g	Quellwasser ohne Kohlensäure
		(Haderheck-Quelle)
10 g =	15 g	ungeschälte, süße Mandeln,
8 bis 10 Stück		ausgesuchte Qualität
(je nach Größe)		
50 g	75 g	Quellwasser
1 TL-Spitze	½ TL	unerhitzter Honig
ca. 120 g	ca. 180 g	fertige Trinkmenge

Das Getreide mit einer Getreidemühle frisch mahlen und mit dem Quellwasser verrühren. In einer Schüssel, mit einem Tuch oder Teller zugedeckt, fünf bis acht Stunden oder über Nacht in der Küche stehenlassen.

Die Mandeln in einer beliebigen Menge Quellwasser einige Stunden oder über Nacht einweichen, damit sie besser gerieben werden können.

Auf einem feingelochten Reibeisen die für eine Flaschenmahlzeit benötigten Mandeln in einen Mixbecher reiben, dazu die angegebene Menge Quellwasser, Honig und den eingeweichten Getreidebrei geben. Alles kurz mixen, in die Trinkflasche füllen, im 37° warmen Wasserbad erwärmen und dem Säugling geben.

Es besteht die Möglichkeit, daß Neugeborene aus Gründen, wie bereits bei der Frischkornmilch beschrieben, die obengenannte Frischkornmandelmilch noch nicht aus der Flasche saugen können. In diesem Fall lassen Sie diese Milch nach dem Mixen durch ein feines Teesieb laufen. Mit einem Teelöffel drücken Sie die Restmilch aus dem verbliebenen Rückstand. Die so gewonnene Milch füllen Sie wieder in die Trinkflasche und gleichen den entstandenen Gesamtmengenverlust von ca. 30 g durch Zufügung von Quellwasser in gleicher Quantität aus.

Nach ca. vier Wochen wird Ihr Säugling kräftig genug sein, die vollständige Frischkornmandelmilch aus der Flasche saugen zu können.

Jede Flasche Frischkornmandelmilch muß stets frisch zubereitet werden. Die benötigte Tagesmenge von frischgemahlenem, eingeweichtem Getreide und eingeweichten Mandeln (das Einweichwasser wird abgegossen) wird jeweils getrennt in zwei kleinen Schüsseln, mit einem Teller bedeckt, im Kühlschrank aufbewahrt.

Das Reiben der wenigen Mandeln mit der Hand auf einem feingelochten Reibeisen geht schneller und einfacher vor sich als mit einer Nußmühle. Die verwendeten Mandeln sollen von ausgesuchter Qualität sein. Nimmt man große Mandeln, so ist bestimmt keine bittere dabei.

Die Ratschläge und Anweisungen, die Sie für die Ernährung Ihres Kindes mit Frischkornmilch erhalten haben, gelten in gleicher Weise alle für Frischkornmandelmilch, also z. B. Trinkmengen, Gewichtszunahme, Beikost usw.

Butter und Sahne können in gleicher Quantität, wie in den Rezepten beschrieben, auch diesem Säugling gegeben werden. Sie sind der Fettanteil der Kuhmilch und sind auch für diesen Säugling bekömmlich und verträglich.

Mit der Frischkornmandelmilch können alle gegen tierisches Eiweiß empfindlich reagierenden Kinder auch vollwertig ernährt werden. Der Übergang zu dieser Kost muß auch schrittweise erfolgen. Zuerst wird eine Flasche der bisherigen Nahrung durch eine Flasche Frischkornmandelmilch ersetzt, nach zwei Tagen die zweite Flasche und so weiter fort. In einer Woche haben Sie dann Ihr Kind auf diese Ernährung umgestellt.

*

Ihr Kind versucht nun schon, ein ihm gereichtes Spielzeug mit der Hand zu umklammern. Beim Wickeln strampelt es bereits vergnügt, und wird es beim Anziehen auf den Bauch gelegt, hebt es sein Köpfchen schon kurz an. Das erste bewußte Kinderlächeln belohnt Sie reichlich für Ihre viele Mühe um Ihr Kind. Die anderen Familienangehörigen müssen noch etwas warten, bis das Kind auch sie anlacht und anstrahlt.

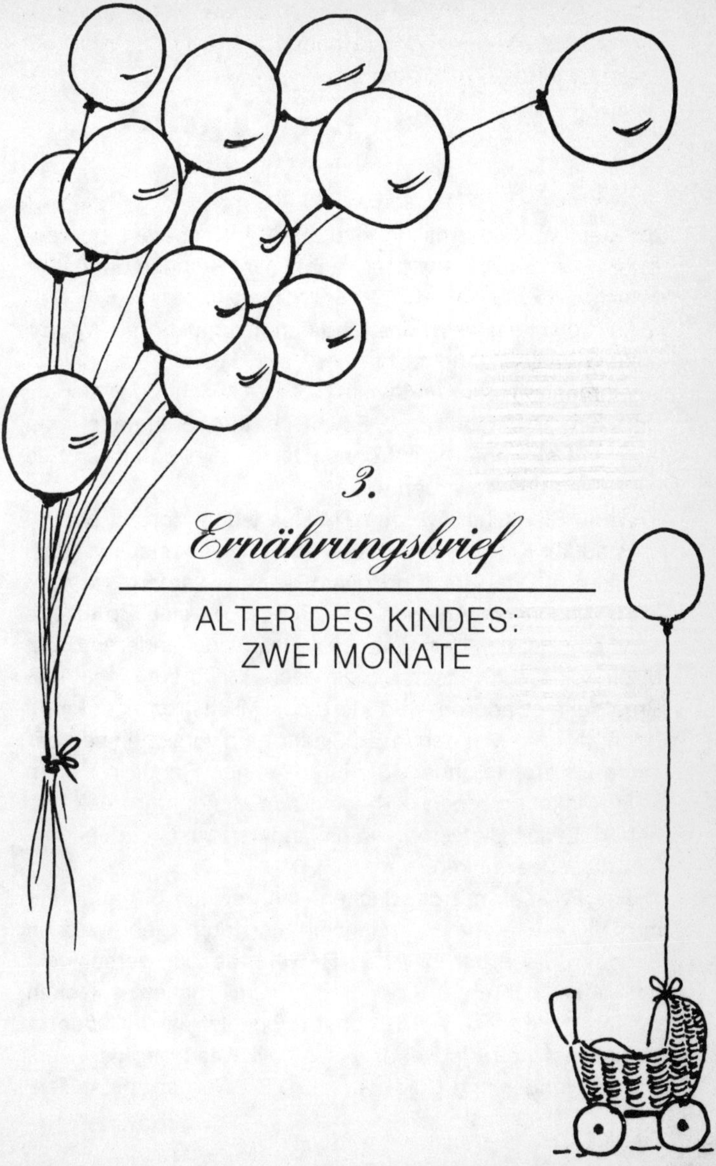

3. Ernährungsbrief

ALTER DES KINDES:
ZWEI MONATE

Liebe Mutter,

die meisten Kinder halten jetzt ihre Nachtruhe ein, und somit können auch Sie wieder nachts acht Stunden ungestört schlafen.

Sein Wachsein wird das Kind nun nicht mehr mit Weinen ankündigen, vielmehr hat es sich bereits an einen Rhythmus gewöhnt und weiß, daß Ihr Gesicht über seinem Bettchen erscheinen wird. Es lauscht Ihrer Stimme, streckt sich und strampelt vor Wonne. Damit zeigt es an, daß es hochgenommen werden will.

Wenn Sie stillen, werden Sie sich jeden Morgen besonders auf Ihr Kind freuen. Über Nacht hat sich reichlich Milch gebildet, so daß Ihr Kind damit bestens versorgt werden kann. Nach dem Anlegen Ihres Kindes an eine Brustseite kann es sein, daß beim Saugen auch aus der anderen Brust Milch ausläuft. Pressen Sie die flache Hand auf diese freie Brustseite. Dadurch wird dort der Milchstrom gestoppt. Nach ca. zwei Minuten lösen Sie Ihr Kind vorsichtig von der einen Brustseite, indem Sie Ihren kleinen Finger in seinen Mundwinkel schieben und somit den Mundunterdruck aufheben. Legen Sie es nun an die andere Brustseite und lassen diese leertrinken.

Das Pressen mit der flachen Hand sollten Sie auch immer dann vornehmen, wenn Ihr Kind aus irgendwelchen Gründen die Brust losläßt, z. B. wenn es sich verschluckt hat oder wenn es Sie gerade beim Trinken anlachen möchte. Ihre Milch würde sonst ungenutzt davonfließen.

Ein gestilltes Kind darf weiter soviel und sooft trinken, wie es Hunger und Durst verspürt. Sie werden feststellen, daß trotz dieser Freizügigkeit Ihr Kind feste Trinkzeiten hat und durchaus pünktlich ist. Außer Ihrer Milch braucht das Kind keine weitere Nahrung. Sie können ihm nach dem Stillen ein paar Löffelchen feingeriebenen Apfel oder feinzerdrückte Banane geben, so wie es die Flaschenkinder ab diesem Monat bekommen. Eine Nahrungsergänzung wäre jedoch nicht notwendig. Die Weisheit der Natur hat es so eingerichtet, daß sich die Muttermilch in ihrer Zusammensetzung dem Lebensstadium Ihres Kindes anpaßt.

Wenn bei voll gestillten Kindern sich die Symptome der Eiweißunverträglichkeit wie z.B. Milchschorf, Ekzeme, Hautausschläge usw. zeigen, kann dies an der Ernährung der Mutter liegen. Sie sollten versuchen, diese gesundheitliche Störung mit einer Änderung Ihrer Eßgewohnheiten zu beheben. Dazu müssen Sie Ihre Nahrung nach den Grundprinzipien der Vollwertkost (siehe Seite 16f.) umstellen und weiter möglichst alles tierische Eiweiß (Fleisch, Wurst, Fisch, Eier, Quark, Käse, Milch) meiden. Daß Sie dabei selbst keinen Eiweißmangel erleiden, können Sie den Ausführungen auf Seite 77f. entnehmen.

Bei den biologisch vollwertig ernährten Flaschenkindern steigt die Trinkmenge langsam an, von ca. 700 auf 800 g, bei sehr hungrigen Kindern bis 900 g täglich. Verteilt auf fünf Mahlzeiten ergibt das 140 bis 160 g, bei manchen Kindern bis 180 g. Hinzu kommen nun kleine Mengen feste Beikost wie feingeriebener Apfel oder feinzerdrückte Banane. Beides sollte aus biologischem Anbau bzw. rückstandskontrolliert sein (erhältlich im Reformhaus und Naturkostladen).

Die hier ausgesprochene Empfehlung, zumindest für Säuglinge und Kleinkinder die Lebensmittel wie Getreide, Gemüse und Obst aus biologischem Anbau zu verwenden, hat zwei Gründe. Erstens können schon geringste Spuren der verwendeten Unkrautvertilgungsmittel oder Pflanzen-»Schutz«-Mittel bei einem Säugling zu gesundheitlichen

Schäden aller Art führen, die oft erst in späteren Jahren erkennbar werden. Zweitens tragen diese verwendeten Stoffe zu einer echten Wertminderung dieser Lebensmittel bei.

Ernährungswissenschaftler haben mehrfach bewiesen, daß nicht nur der Vitamin- und Mineralstoffgehalt der Lebensmittel aus biologischem Anbau erheblich höher ist, sondern diese Anbauweise auch die Qualität des gesamten Lebensmittels hebt.

Das als Beikost verwendete Obst muß auch unbedingt reif sein.

Mit unreifem Obst, wie es heute auf dem Markt häufig zu finden ist, könnten Sie Ihrem Kind sehr schaden. Kaufen Sie das Obst rechtzeitig ein, damit Sie es noch zu Hause ausreifen lassen können.

Man beginnt mit der Beikost in kleinen Mengen, etwa ¼ Apfel oder ¼ Banane, und füttert diese dem Kind nach der Flaschenmahlzeit.

Hat sich das Kind an den Geschmack des Obstes gewöhnt, kann die Menge der Beikost allmählich auf einen Apfel oder eine Banane erhöht werden. Dies ist dann eine Mahlzeit für sich. Sie kann – je nach Ihrem Zeitplan – als Zwischenmahlzeit statt der zweiten, dritten oder vierten Milchflasche gegeben werden, denn das Füttern mit dem Löffel benötigt mehr Zeit und Geduld.

Der Abstand zur nächsten Milchmahlzeit wird dadurch verkürzt, das Kind wird etwas früher hungrig sein. Durch diese Zeitverschiebung dehnen Sie nun die Nachtruhe des Kindes von acht auf ca. zehn Stunden aus. Erfahrungsgemäß dauert die Umstellung von fünf auf vier Milchmahlzeiten mit Beikost zwei bis drei Wochen. Verwenden Sie für diese Beikost keine fertigen Obstmahlzeiten in Gläschen, sondern bereiten Sie für Ihr Kind diese einfache, aber vollwertige und lebendige Nahrung jedesmal frisch zu. Diese Mühe lohnt sich, denn sie fördert Gesundheit und Wohlbefinden Ihres Kindes.

Ein weiterer Nachteil der Fertignahrung ist die geschmacksnivellierende Wirkung. Ihre selbst zubereitete Kost schmeckt jeden Tag etwas anders, je nach den von Ihnen verwendeten Zutaten. Die in der Werbung für Fertignahrung versprochene »garantiert gleichbleibende Qualität« bleibt wirklich gleich und schmeckt auch jeden Tag gleich. Der Geschmack der Kinder wird geprägt und verbildet, so daß sie mit der Zeit alles Andersschmeckende ablehnen.

Ziel jeder Mutter soll es jedoch sein, dem Kind Lebensmittel der verschiedensten Geschmacksrichtungen anzubieten. Damit erzieht sie ihr Kind nicht zum Konsumenten der mit viel Werbeaufwand angebotenen vitalstoffarmen, industriell hergestellten Nahrungsmittel.

Zubereitung der festen Beikost

Den Apfel waschen, das Kerngehäuse herausschneiden und ihn dann auf einer Glasreibe fein reiben.

Die Banane schälen, mit einer Gabel fein zerdrücken und dann musig schlagen.

Die Beikost soll sofort nach der Zubereitung dem Kind gegeben werden. Das reife Obst ist süß genug und braucht nicht zusätzlich mit Honig gesüßt zu werden. Unter den Apfel oder die Banane können einige Teelöffel frisch gepreßter Karottensaft (Zubereitung siehe 2. Ernährungsbrief Seite 48) gerührt werden.

Denken Sie daran, daß sich bereits in diesem Alter der Geschmack für Süßes bei Ihrem Kind entwickelt. Bei einer Ernährung mit zuviel künstlicher Süße werden die Geschmacksnerven zu stark gereizt, so daß das Kind immer nach dieser Süße verlangt. Ein Kind, das möglichst nur mit natürlicher Süße (z. B. reifes Obst) aufwächst, empfindet in späteren Jahren die künstliche Süße (alle mit Zucker hergestellten Süßigkeiten) als widerlich.

Die in diesem Monat erstmalig gefütterte feste Beikost erscheint im Stuhlgang Ihres Kindes so, als wäre sie unverdaut. Lassen Sie sich davon nicht irritieren. Der Darm Ihres Kindes muß sich auch erst auf die neu hinzugekommene Kost einstellen, um dann mit Hilfe von Bakterien und Fermenten die Nahrung umzuwandeln. Dies wird zwei bis drei Wochen dauern. Deshalb ist es auch nicht gut, immer wieder die Nahrung zu ändern und umzustellen, in dem Glauben, die rohe Nahrung würde das Kind noch nicht ausnützen können.

*

Ihr Kind versucht beim Aufstoßen sein Köpfchen nach allen Seiten zu drehen. Es nimmt den Kontakt mit der Umwelt auf und lacht alle Familienmitglieder an, wenn diese sich freundlich darum bemühen. Beim Weinen fließen die ersten Tränen, während der jüngere Säugling noch tränenlos weint. In diesem Lebensabschnitt wird Ihr Kind schon versuchen, Ihnen zu erzählen, wie gut ihm die gebotene Nahrung schmeckt. Der erste Jauchzer drückt höchstes Wohlbefinden aus.

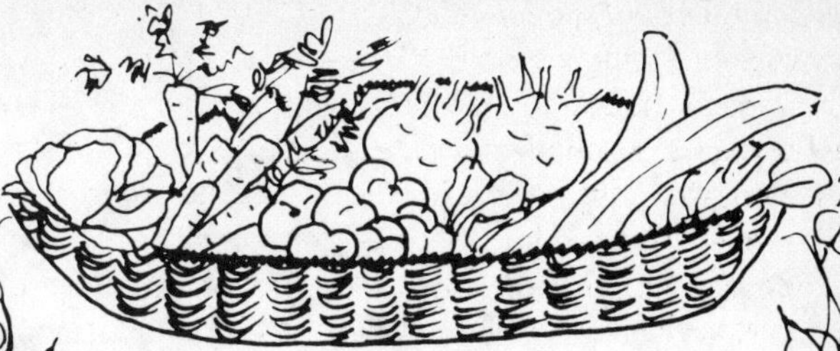

4.
Ernährungsbrief

ALTER DES KINDES:
DREI MONATE

Liebe Mutter,

der Jahreszeit entsprechend könnten Sie jetzt mit dem kurzzeitigen Sonnenbaden für Ihr Kind beginnen. Dabei ist nicht die Bräunung der Haut das Ziel (eine braune Haut läßt die wichtigen ultravioletten Strahlen nicht mehr unter die Haut dringen), sondern die Erzeugung von Vitamin D mittels des Sonnenlichts aus einer Vorstufe des Vitamins D, das sich unter der Haut befindet.

Mütter, die ihre Kinder stillen, brauchen sich über die Ernährung keine weiteren Gedanken zu machen, sofern im zweiten Vierteljahr das Kind ausreichend, d.h. 150 bis 180 g wöchentlich, zunimmt. Dies geschieht aber nicht immer regelmäßig. Es kann sein, daß der Säugling in einer Woche nur gering oder gar nicht zunimmt, dafür steigt in der folgenden Woche die Gewichtskurve um so steiler. Bleibt das Gewicht zwei Wochen unverändert oder nimmt der Säugling nicht genügend zu, dann reicht womöglich die angebotene Nahrung nicht aus, oder eine körperliche Störung liegt vor. Bevor als Nahrungsergänzung die Beikost oder die Flasche gereicht werden, sollten Sie durch reichlicheres Trinken und häufigeres Anlegen die Milchmenge zu erhöhen versuchen. Gelingt dies nicht, so füttern Sie nach dem Stillen noch Beikost, wie auf Seite 57 beschrieben.

Kinder, die mit Kuhmilch ernährt werden, also einer artfremden Ernährung gegenüber der arteigenen Muttermilch, werden viel eher als gestillte Kinder an die vollwertige Erwachsenenkost gewöhnt. Das anzustrebende Ziel ist, die Milch langsam und allmählich durch rohes Gemüse, Obst und Vollkornbreie zu ersetzen, denn damit führen Sie dem Kind reichlich Vitalstoffe (= biologische Wirkstoffe) zu.

So wertvoll und notwendig die rohe Kuhmilch für den Säuling, der nicht gestillt werden kann, ist, so bleibt sie doch ein Notbehelf und eine Übergangsnahrung. Sobald dem Kind Vollwertkost mit dem Löffel gefüttert werden kann, ist die Milchmenge entsprechend zu reduzieren.

Bei etwa einem Viertel bis einem Drittel aller Kinder, besonders bei blond- und rothaarigen sowie blauäugigen, treten bei längerer Verabreichung von reichlich Kuhmilch lymphatische Reaktionen auf wie z. B. verdickte Lymphknoten, vergrößerte Gaumen- und Rachenmandeln, Nasen-, Mittelohr- und Rachenkatarrh oder Husten. Diese Erkrankungen werden oft fälschlich den sogenannten »Erkältungen« zugeschrieben. Sie entstehen nicht durch Kälteeinwirkung, sondern sind vielmehr der Ausdruck dafür, daß das Kind mit dem artfremden Eiweiß, dem der Kuhmilch, nicht fertig wird. Die Umwandlung von artfremdem in körpereigenes Eiweiß stellt einen Entgiftungsvorgang dar.

Für den Säugling, für das größere Kind und auch für den Erwachsenen bedeutet das eine erhebliche Körperleistung. Das wirkt sich wiederum auf die geistig-seelische Entwicklung negativ aus und kann sich in Reizbarkeit, schlechter Laune und Unlust äußern. Auch Hautausschläge, Appetitmangel und gesteigerter Durst sind auf ein Übermaß an artfremdem Eiweiß zurückzuführen. Zum Glück hat die Natur bei diesen Kindern eine instinktive Abneigung gegen Kuhmilch entstehen lassen.

Aus diesem Grund sollte die Mutter die Menge der Kuhmilchnahrung stetig zu reduzieren versuchen und statt dessen die vitalstoffreiche Frischkost zufüttern. Nachweislich wirkt die rohe Milch weniger schädlich als die gekochte oder gar die aus Milchpulver hergestellte.

Bis jetzt erhält das Kind täglich vier Flaschen Frischkornmilch und eine Obstmahlzeit. Nun wird in diesem Monat eine weitere Flasche durch eine Gemüsemahlzeit ersetzt, so daß das Kind ganz allmählich, mit kleinsten Gaben beginnend, an die Gemüsemahlzeit gewöhnt wird. Im Verlauf von zwei bis drei Wochen erhält es so nach und nach die volle Gemüsemahlzeit.

Am wertvollsten ist das Gemüse, wenn es roh, also ungekocht, dem Kind gereicht wird. Den Karottengeschmack kennt es bereits vom Karottensaft her. Nun ist es nicht mehr notwendig, die Karotten in flüssiger Form dem Kind zu geben; ganz fein gerieben oder mit etwas Quellwasser oder Tee gemixt, können sie dem Kind in Breiform gefüttert werden.

Am besten gibt man dem Kind zuerst etwas weniger Milch, als es zu trinken gewohnt ist, und anschließend einige Löffelchen des Karottenbreies. Zu diesem Brei kann auch ein Stück geriebener Apfel oder zerdrückte Banane gerührt werden, falls das Kind diesen Obstgeschmack vorzieht. Jeden Tag soll das Kind etwas mehr Gemüsebrei erhalten, bis es ihn im Laufe des Monats als vollständige Mahlzeit ißt.

Zubereitung des Gemüsebreies (ungekocht)

150 bis 200 g	Karotten und verschiedenes Gemüse oder Obst (einzelne Arten siehe Seite 63)
40 g	Quellwasser oder Tee (nur bei verhältnismäßig wenig saftigem Gemüse) zufügen
½ bis 1 TL	Sonnenblumenöl, kaltgepreßt, oder
1 bis 2 TL	süße oder saure Sahne

Gemüse und Obst unter fließendem kalten Wasser gründlich waschen und, je nach Obst- und Gemüseart, schälen.

Dabei ist zu beachten:

Apfel, Birne, Pfirsich, Aprikose, Beerenobst, Karotte, Gurke, Tomate usw. werden nicht geschält. Unter der Schale sind wertvolle Vitalstoffe angereichert.

Banane, Orange, Kohlrabi, Schwarzwurzel, rote Rübe usw. werden geschält.

Karotten, Gemüse oder Obst kleinschneiden und feinst mixen, eventuell Quellwasser dazugeben. Kaltgepreßtes Öl oder die süße/saure Sahne unterrühren.

In einen Teller füllen und frisch zubereitet den Säugling mit einem kleinen Löffel füttern.

Möglicherweise nimmt Ihr Kind die rohe Beikost lieber auf, wenn diese in einem Wärmeteller (gefüllt mit warmem Wasser) leicht vorgewärmt ist.

Verwenden Sie nie Gemüse und Obst direkt aus dem Kühlschrank! Die zubereitete Nahrung muß Zimmertemperatur haben. Zu kaltes Essen ruft Erkrankungen des Magen-Darm-Traktes hervor.

Wenn Sie kein Mixgerät haben, können Sie das kleingeschnittene Gemüse ein- bis zweimal durch den Gemüsewolf drehen.

Die Gemüsemenge wird vom Appetit des Kindes bestimmt. Der Gemüsebrei kann auch mit anderen Gemüsearten zubereitet werden. Jedoch ist es zweckmäßig, als Grundlage die Karotten zu belassen und so das Kind an all die neuen Geschmackstoffe zu gewöhnen. Die ungekochte Gemüsemahlzeit besteht dann zur Hälfte oder zu zwei Dritteln aus Karotten, zur anderen Hälfte oder zu einem Drittel aus einem anderen Gemüse oder Obst wie z. B. Kohlrabi, grünem Salat, Spinatblättern, Tomate, Gurke, Blumenkohl, Wirsing, Topinambur, Schwarzwurzel, Apfel, Birne, Beerenobst, Banane, Pfirsich, Aprikose, Apfelsine.

Ab und zu kann dem Kind gekochtes Gemüse gegeben werden. Der durch das Kochen entstehende Vitalstoffverlust muß jedoch unbedingt durch Beigabe von ungekochtem Gemüse ausgeglichen werden.

Zubereitung des Gemüsebreies (gekocht)

150 g	Gemüse aus biologischem Anbau
75 g	Quellwasser
1 Prise	Vollmeersalz
70 g	Rohgemüse oder rohes Obst
1 MS	Butter oder
1 bis 2 TL	süße oder saure Sahne oder
½ bis 1 TL	Sonnenblumenöl, kaltgepreßt

Das Gemüse kleinschneiden, mit Wasser und Vollmeersalz aufsetzen und ca. zehn bis fünfzehn Minuten leicht kochen lassen. Den Wärmeteller, der zum Füttern sehr praktisch ist, mit heißem Wasser füllen.

Das gekochte, leicht abgekühlte Gemüse mit dem kleingeschnittenen rohen Gemüse oder rohen Obst kurz mixen, in den warmen Teller füllen, Butter, süße/saure Saure oder Öl unterrühren und sofort füttern.

Wer kein Mixgerät besitzt, passiert das gekochte Gemüse – das Kochwasser immer mitverwenden – durch ein Sieb. Das Rohgemüse oder rohe Obst wird fein geschnitten und mit dem Wiegemesser weiter zerkleinert, damit das Kind es gern ißt.

Gegen Ende des dritten Monats erhält das Kind drei Flaschen Frischkornmilch, eine Gemüsemahlzeit und eine Obstmahlzeit (siehe Seite 63). Verwenden Sie keine Obst-

und Gemüsekonserven in Gläsern, sondern bereiten Sie alles frisch zu. Der von Ihnen gekochte Gemüsebrei mit Frischkost ist wesentlich wertvoller als die gekaufte Gläsernahrung.

Das aus unerhitztem Gemüse und Obst zubereitete Essen für Ihr Kind enthält neben den Nährstoffen Eiweiß, Fett und Kohlenhydrate alle Vitalstoffe im richtigen Verhältnis und in der von der Natur vorgesehenen Menge. Diese Vitalstoffe braucht Ihr Kind zur gesunden Entwicklung, und je weniger Muttermilch Sie ihm geben können, desto wichtiger ist eine lebendige und unzerstörte Nahrung. Sie ist die Grundlage für Widerstandskraft und Gesundheit.

*

Jetzt interessiert sich Ihr Kind schon für seine Umwelt. Es greift nach Gegenständen, und das Zusammenspiel von Auge und Hand wird immer perfekter. Alles Erreichbare wird in den Mund gesteckt und dies nicht etwa aus Hunger. Es will seine Umwelt nicht nur mit den Händen ertasten, sondern auch mit dem Mund. Ihr Kind hat seine Händchen als schönstes Spielzeug entdeckt. Freuen Sie sich mit ihm über diese beglückenden Spielereien.

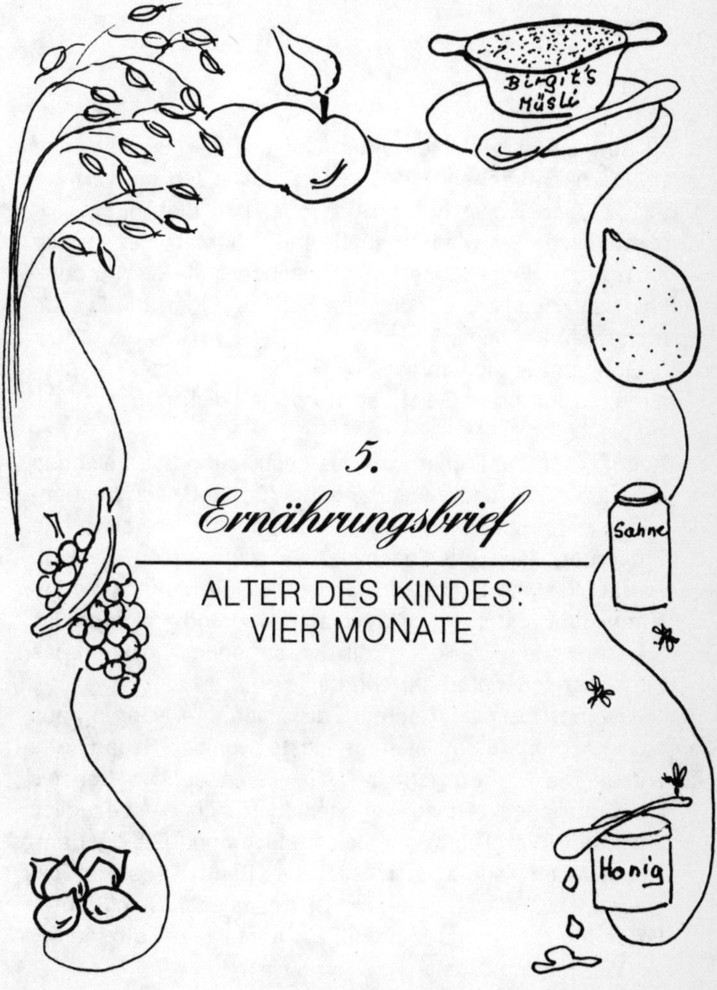

5. Ernährungsbrief

ALTER DES KINDES:
VIER MONATE

Liebe Mutter,

Ihr Kind ist jetzt in einem Alter, wo auch Sie mal wieder an sich denken können. Ein Gedankenaustausch mit vertrauten Menschen, ein gutes Buch oder Ihre Lieblingsschallplatte lassen Sie wieder neue Kräfte schöpfen. Sie werden dazu jetzt wieder Muße haben, nachdem Sie die körperlichen und geistigen Fortschritte bei Ihrem Kind mit Freude feststellen können.

Gönnen Sie sich immer mal wieder eine kurze Entspannung, es tut Ihrem Geist und Körper wirklich gut.

Auch im fünften Monat wird das gestillte Kind ausreichend mit allen Nähr- und Vitalstoffen, die für die Gesundheit unerläßlich sind, versorgt. Voraussetzung ist die vollwertige Ernährung der Mutter nach den Grundprinzipien der Vollwertkost (siehe Seite 16f.). Jede stillende Mutter wird immer wieder feststellen, wie einfach, billig und praktisch das Stillen ist, denn zu jeder Zeit und an jedem Ort kann das Kind ausreichend ernährt werden.

Je mehr Sie darauf achten, daß auch Ihre Nahrung aus biologischem Anbau stammt, desto weniger Schadstoffe enthält die Muttermilch. Die einzelnen Lebensmittel aus herkömmlichem Anbau unterscheiden sich diesbezüglich auch sehr. Verglichen mit Fleisch, Fisch und Geflügel enthalten Milchprodukte nur etwa zwei Fünftel Pestizidrückstände, Öle, Pflanzenfette und Blattgemüse nur ein Siebtel, Früchte und Hülsenfrüchte nur ein Achtel und Getreide nur ein Vierundzwanzigstel.

Damit hat die stillende Mutter, die auf Fleisch, Fisch und

Geflügel weitestgehend verzichtet (Ware aus biologischer Tierhaltung ausgenommen), auch Einfluß auf den Schadstoffgehalt ihrer Milch. Bei Fleisch, Fisch und Geflügel sind außer Pestizidrückständen auch Rückstände von Masthilfsmitteln enthalten – in erster Linie Antibiotika, Hormone und Psychopharmaka. Diese nicht ungefährlichen Arzneimittel gelangen auch über Ihre Ernährung in die Muttermilch, und damit können Sie Ihrem Säugling erheblichen gesundheitlichen Schaden zufügen.

Wenn Sie sich auch in unserer Umwelt nicht völlig dem Einfluß von Schadstoffen entziehen können, da selbst Luft und Wasser diese reichlich enthalten, können Sie mit der Auswahl Ihrer Lebensmittel den Schadstoffgehalt Ihrer Milch stark reduzieren. Auch die Leber, unser größtes Stoffwechselorgan, kann durch die reichliche Zufuhr aller Vitalstoffe in der Vollwertkost den Körper besser entgiften, als dies mit der üblichen Zivilisationskost möglich wäre.

Bei vollwertiger Ernährung wird Ihr Eiweißbedarf auch ohne den Verzehr von Fleisch, Fisch oder Geflügel ausreichend gedeckt (siehe Seite 77).

Im Alter von vier Monaten wird bei Kindern, die nicht gestillt werden können, die Anzahl der Mahlzeiten von fünf auf vier reduziert. Dadurch wird die Nachtruhe des Säuglings auf ca. zehn Stunden ausgedehnt. Das Kind erhält zwei Flaschen Frischkornmilch, eine Gemüsemahlzeit und an Stelle der Obstmahlzeit einen Frischkornbrei mit Obst.

Die Gemüsemahlzeit wird wie im 4. Brief (Seiten 62, 64) beschrieben zubereitet. Für sehr hungrige Kinder können Sie auch ab und zu unter das Gemüse Getreidevollkornflocken mischen, abwechselnd aus Gerste, Weizen, Hafer und Naturreis (erhältlich in Reformhaus, Drogerie oder Naturkostladen). Ein bis zwei Eßlöffel dieser Flocken werden mit ca. 50 g Quellwasser oder Tee verrührt. Nach zehn bis fünfzehn Minuten, wenn das Gemüse zubereitet ist, sind sie gequollen und können untergerührt werden.

Getreideflocken aus Vollkorn enthalten viele wertvolle Bestandteile, sind jedoch industriell hergestellt und zum Zwecke des Haltbarmachens erhitzt. Innerhalb kürzester Zeit würden sie sonst verderben. Vollkorngetreideflocken sind zwar teuer, jedoch bei besonderen Gelegenheiten praktisch, z. B. wenn Sie mit dem Kind unterwegs sind und selbstgemahlenes Getreide nicht zur Verfügung haben. Sie eignen sich auch zum Andicken und Sämigmachen einer Gemüse- oder Obstmahlzeit.

Bedenken Sie, daß nicht jedes Kind einen neuen Geschmack und ein unbekanntes Aroma sofort akzeptiert. Daher ist es gut, ihm immer etwas Neues mit einem ihm schon bekannten Gemüse oder Obst, z. B. Karotten oder Bananen, zu reichen. Nach und nach können Sie somit dem Säugling alle Gemüse und Früchte der Jahreszeit schmackhaft machen.

Die Gemüsemahlzeit wird meistens mittags gegeben.

Der Frischkornbrei kann dem Kind morgens oder abends gefüttert werden. Er ist anhaltend sättigend und sichert daher die Nachtruhe des Säuglings.

Zubereitung des Frischkornbreies

25 g (= 2 EL)	Weizen oder Sechskorn*
50 g	Quellwasser
100 bis 150 g	Apfel
½ bis 1 EL	Sahne, ungeschlagen
½ bis 1 TL	frisch gepreßter Zitronensaft
½ TL	Honig, unerhitzt
4 bis 6	süße Mandeln
50 bis 100 g	Obst der Jahreszeit

* Sechskorn besteht aus Weizen, Gerste, Hafer, Hirse, Buchweizen und Roggen. Es kann als fertige Mischung ungemahlen in Reformhaus, Naturkostladen oder Drogerie gekauft werden.

Das Getreide aus biologischem Anbau mit einer Getreidemühle (bzw. handbetriebenen Kaffeemühle, siehe Seite 158) mehlfein mahlen, in eine kleine Schüssel geben, mit Quellwasser verrühren und zugedeckt – mit Tuch oder Teller – fünf bis acht Stunden in der Küche stehenlassen. Am günstigsten ist es, das Getreide morgens zu mahlen, wenn es abends gebraucht wird, oder abends zu mahlen, wenn es morgens verwendet wird. Zu dem gequollenen Getreide Honig, Zitronensaft und Sahne rühren und dann den Apfel auf einer feinen Apfelreibe hineinreiben. Dann einige Mandeln fein reiben, darübergeben und alles miteinander vermischen.

Anschließend reifes Obst der Jahreszeit, z. B. Aprikosen, Beeren, Birnen, Kirschen, Mandarinen, Orangen, Pfirsiche, fein zerkleinern. Dieses Obstmus unter den Brei rühren oder zum Frischkornbrei dazufüttern.

Die Umstellung von fünf auf vier Mahlzeiten kann natürlich nicht von heute auf morgen erfolgen, sondern muß wie jede Umstellung bisher ganz allmählich vollzogen werden. Die angebotene Nahrungsmenge ist abhängig vom Appetit des Kindes. Geben Sie zwischen den Mahlzeiten nichts zu essen, höchstens etwas Tee (Zubereitung siehe Seite 38), damit das Kind zu jeder Mahlzeit echten Hunger hat.

Ein gesunder Säugling hat im Laufe des fünften Monats sein Geburtsgewicht verdoppelt. Seine Stimmung ist meist freundlich, die Hautfarbe rosig, das Fettpolster straff. Eine Mutter, die ihr Kind sorgfältig pflegt und beobachtet, wird jeden körperlichen und geistigen Fortschritt bemerken. Mit einer gesunden Ernährung können Sie zu diesem Fortschritt viel beitragen.

Die Nahrungszubereitung und die Bewegungen der Mutter bei der Arbeit kann der Säugling am besten in einer Babywippe beobachten. Sie werden erstaunt sein, wieviel Interesse Ihr Kind an diesen Handlungen schon hat. Außerdem haben Sie das Kind ständig im Blickfeld, können mit ihm sprechen, und es fühlt sich dabei geborgen. Jetzt können Sie schon kleine Freudenausbrüche Ihres Kindes erleben und feststellen, daß sich eine liebevolle Zwiesprache zwischen Ihnen und dem Kind entwickelt.

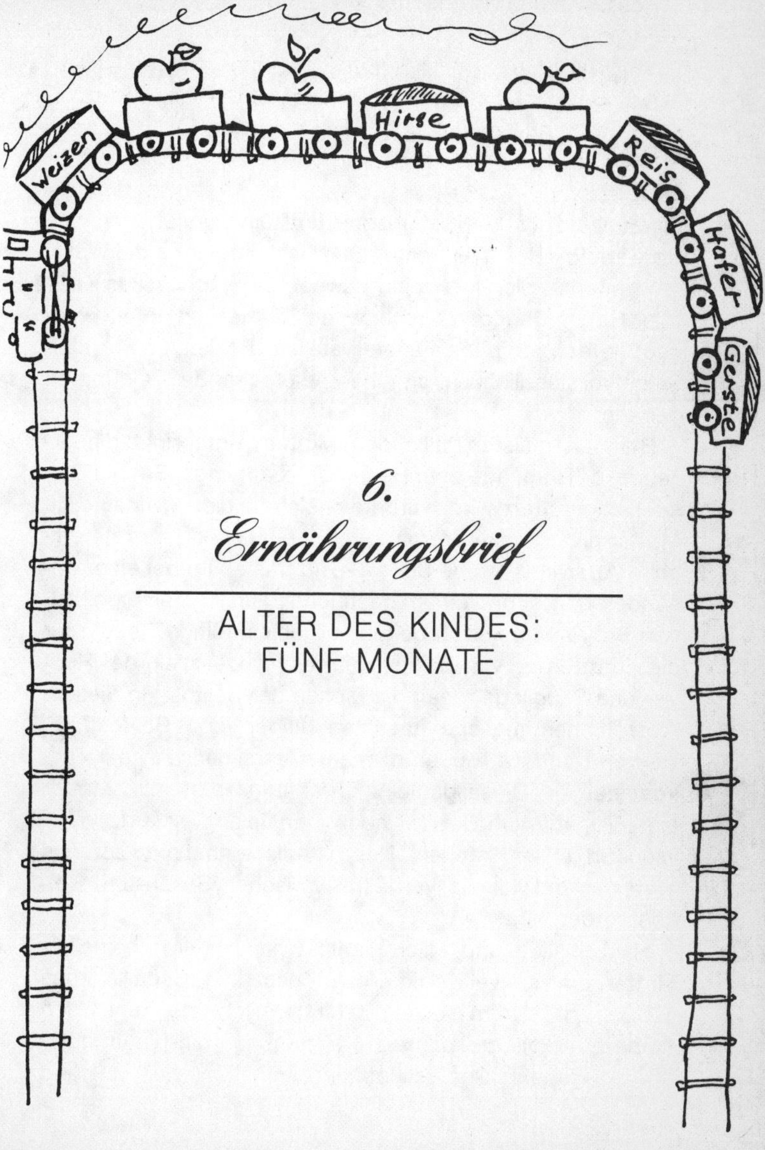

6.
Ernährungsbrief

ALTER DES KINDES:
FÜNF MONATE

Liebe Mutter,

für Sie und Ihr Kind ist frische Luft eine gesundheitliche Notwendigkeit. Daher sollten Sie, wann immer es die Witterung erlaubt, sich im Freien bewegen. Bei zu großer Kälte oder Regen genügt es auch, wenn Sie Ihr Kind an ein weitgeöffnetes, zugfreies Fenster stellen. Es ist für Sie eine Selbstverständlichkeit, an eine entsprechende Kleidung zu denken.

Bei den meisten stillenden Müttern entspricht die erzeugte Milchmenge dem Bedarf des Säuglings. Sobald Beikost zugefüttert wird, verringert sich in diesem Maße die Muttermilch. Dieser Vorgang ist die Einleitung des natürlichen Abstillens (siehe Seite 126f.). Das sollte bei einer gesunden Mutter und einem gesunden Säugling immer in kleinen Schritten vor sich gehen. Allgemeingültige Regeln für die Zufütterung von Beikost gibt es nicht – allein der Hunger des Säuglings regelt die Menge der Beikost. In diesem Alter lehnen manche gestillten Kinder jede Beikost ab, während andere wiederum mehr Geschmack an der Beikost zeigen. Die allgemeine Erfahrung zeigt, daß Mütter trotz Zugabe von Beikost noch monatelang ihr Kind überwiegend stillen können. Der natürliche Instinkt läßt das Kind das individuelle Verhältnis zwischen Stillen und Beikost finden.

Milchqualität und Milchquantität passen sich bei einer Mutter, die sich vollwertig ernährt, ganz dem Bedürfnis des Kindes an. Warum sollte die Muttermilch, die früher den Kindern ein bis drei Jahre zur Verfügung stand, nun plötzlich nicht mehr alles vollkommen enthalten, was ein Kind braucht? Das kann doch nur eintreten, wenn ein naturwidriges Verhalten der Mutter durch falsche Ernährung vorliegt und Kind und Mutter nicht genügend Luft, Licht und Sonne haben.

Das gestillte Kind ist im allgemeinen widerstandsfähiger gegen Infektionen, Katarrhe und Verdauungsstörungen. Im Fall einer Erkrankung verläuft diese leichter und ungefährlicher. Die geistige Entwicklung des gestillten Kindes ist überdurchschnittlich. Der enge Kontakt zwischen Mutter und Kind läßt es viel früher in das soziale Leben der Familie mit hineinwachsen. Meistens ist ein gestilltes Kind guter Dinge, fröhlich und seiner Umwelt gegenüber aufgeschlossen.

*

Die Nahrung der Flaschenkinder wird in diesem Lebensalter um einen Vollkornbrei bereichert, an den sie auch langsam und allmählich gewöhnt werden. Dadurch entfällt im Laufe des Monats wieder eine Flasche Frischkornmilch. Das Kind erhält nun, am besten morgens, den bereits beschriebenen Frischkornbrei, mittags eine rohe Gemüsemahlzeit, nachmittags eine Flasche Frischkornmilch und abends Vollkornbrei mit Obstmus.

Der Vollkornbrei kann aus Weizen, Hirse, Naturreis, Sprießkorngerste oder Buchweizen zubereitet werden. Auch frisch gemahlener Hafer ist sehr wertvoll. Er kann jedoch wegen seines hohen Fettgehaltes in der Getreidemühle nicht mehlfein gemahlen werden. Die Mahlsteine würden sonst verkleben. Deshalb muß die Getreidemühle gröber eingestellt werden, und aus dem so erhaltenen Haferschrot bereiten Sie den Vollkornhaferbrei. An die etwas gröbere Konsistenz dieses Breies muß sich der Säugling erst gewöhnen. Fangen Sie deshalb mit sehr kleinen Portionen an. Bevorzugen Sie zur Einführung des Getreidebreies eine Zubereitung aus fein gemahlenem Getreide.

ca. 25 g (= 2 EL)	Getreide aus biologischem Anbau (Weizen, Hirse, Naturreis, Sprießkorngerste, Buchweizen, Sprießkornhafer)
150 g	Quellwasser
50 g	Sahne
½ TL	unerhitzter Honig
75 bis 100 g	Obst der Jahreszeit

Das Getreide mit einer Getreidemühle frisch und fein mahlen und mit dem Wasser verrühren. In einem kleinen Topf unter ständigem Rühren zum Kochen bringen. Eine halbe bis eine Minute kochen, dann von der Kochstelle nehmen und etwas abkühlen lassen. In dieser Zeit das Obst fein reiben oder zerdrücken, je nach Obstart. Dann die Sahne unter den Brei rühren, diesen in den Teller füllen und den Honig daruntermischen. Obstmus und Brei werden dem Kind frisch zubereitet gefüttert.

Dieser für den Abend vorgesehene Brei kann geschmacklich durch Wechsel der Getreidearten und Obstsorten variiert werden. Der Brei ist in wenigen Minuten zubereitet, und die Kosten dafür sind gering. Aus 500 g Getreide, das je nach Art zwischen 1 und 2 DM kostet, können Sie zwanzig Portionen Brei zubereiten. Der aus frisch gemahlenem Getreide selbst zubereitete Brei wird wegen seines milden, kernigen Geschmacks gern vom Säugling angenommen. In den oben beschriebenen Variationen kann er dem Kind nie überdrüssig werden.

Die Gemüsemahlzeit, die meist mittags gegeben wird, können Sie ebenso wie die Breimahlzeit abwandeln. Die Gemüsearten sollten so abgewechselt werden, daß sowohl dem Säugling Gemüse gefüttert wird, das über der Erde (z.B. grüner Salat, Blumenkohl, Kohlrabi, Gurken, Tomaten) wie auch unter der Erde wächst (z.B. Karotten, rote Rüben, Schwarzwurzeln, Topinambur). Dieser Artenwechsel ist wegen der unterschiedlichen Inhaltsstoffe der Gemüsesorten notwendig. Damit ist die Versorgung Ihres Säuglings mit allen wichtigen Vitalstoffen gewährleistet.

Vitalstoffe sind biologische Wirkstoffe, die außer den Nährstoffen Eiweiß, Fett und Kohlenhydraten zur Erhaltung der Gesundheit notwendig sind. Außer den Vitaminen zählen dazu Mineralstoffe, Spurenelemente, Fermente – auch Enzyme genannt –, ungesättigte Fettsäuren und Aromastoffe. Die Vitamine werden in drei große Gruppen eingeteilt, die wasserlöslichen Vitamine, hauptsächlich Vitamin C, in Obst und Gemüse enthalten, die fettlöslichen Vitamine (A, D, E, F), besonders in Milch, Butter, Nüssen, ölhaltigen Früchten und Samen, und der Vitamin-B-Komplex (B_1 bis B_{12}), vornehmlich in allen Getreidearten. Er nimmt wegen seiner zentralen Bedeutung für den Stoffwechsel eine Sonderstellung ein.

Keiner dieser aufgezählten Vitalstoffe darf in einer ausgewogenen Ernährung fehlen. Wegen der Hitzeempfindlichkeit dieser Stoffe ist es notwendig, dem Säugling überwiegend unerhitzte, rohe Nahrung zu geben.

Durch die Verwendung von rohem Gemüse kann auf die Zugabe von Kochsalz verzichtet werden, das der Fertignahrung in zu hoher Dosis beigefügt ist.

Lassen Sie sich nicht einreden, daß Ihr Kind zum Gemüse Fleisch braucht, wie es in der Fertignahrung für Säuglinge angeboten wird. Das Kind bekommt mit Milch, Getreide, Gemüse, Obst und Nüssen genügend Eiweiß und ist auf Fleischeiweiß gar nicht angewiesen. Hier soll nicht der Versuch unternommen werden, Kinder rein vegetarisch zu ernähren und damit zu Vegetariern zu erziehen. Es muß jedoch ganz klar gesagt werden, daß Fleisch, Fisch und Eier als Säuglingsnahrung ungeeignet sind. Deshalb sollten bis zu einem Lebensalter von einem Jahr diese Nahrungsmittel gemieden werden.

Diese Produkte enthalten durch die Umweltverschmutzung, Massentierhaltung und durch das unnatürliche, mit Medikamenten angereicherte Futter so viele Schadstoffe, daß es unverantwortlich wäre, einen so jungen Organismus damit zu belasten. Die früher für Säuglinge empfohlenen Innereien von Schlachttieren, besonders die rohe Leber, sind heute wegen zu hoher Giftkonzentrationen weder Säuglingen noch Erwachsenen zuträglich.

Die Eiweiße von Rohmilch, frisch gemahlenem Getreide, rohem Gemüse und Obst ergänzen sich hervorragend und werten sich in dieser Kombination gegenseitig auf. Diese unerhitzten Produkte enthalten alle natives Eiweiß. Natives Eiweiß ist nicht durch irgendwelche chemischen oder physikalischen Bearbeitungsmethoden in seiner Struktur verändert, daher ist es das wertvollste Eiweiß überhaupt. Bei über 42° erhitzter Nahrung ist das Eiweiß bereits so verändert, daß es als denaturiert gilt. Auch unerhitztes Fleisch enthält natives Eiweiß. Beobachten Sie doch die Tiere in der freien Natur! Alle, ob sie sich vom Tier oder von der Pflanze ernähren, fressen die Nahrung unverändert.

Dieser Grundsatz der unveränderten Nahrung wird besonders streng bei der Fütterung in Tiergärten befolgt. Diese teuren, oft unersetzlichen Tiere würden bei erhitzter Nahrung eingehen. Nur durch natives Eiweiß sind sie gesund und fortpflanzungsfähig zu erhalten. Leider glaubt der Mensch, die für ihn wie für das Tier geltenden Naturgesetze nicht einhalten zu müssen. Auch er braucht unveränderte, unerhitzte Nahrung, um sich mit nativem Eiweiß zu versorgen. Hat der Mensch natives Eiweiß nicht in ausreichender Menge, besitzt sein Körper viele Ausgleichsmechanismen, um diesen Mangel zu beheben – ein Geschenk der Natur, um Notzeiten überbrücken zu können. Bei anhaltendem Mangel stellen sich viele Krankheiten als Antwort auf ein naturwidriges Verhalten ein. Das native Eiweiß läßt sich eben nicht durch noch so hohe Gaben erhitzten oder isolierten Eiweißes ersetzen.

Verzichtet der Mensch auf erhitztes Fleisch, erhitzten Fisch oder gekochte Eier, so entsteht kein Eiweißmangel, wenn er sich nach den Grundprinzipien der Vollwertkost ernährt. Verzehrt er täglich ein Frischkorngericht und rohes Gemüse, über und unter der Erde gewachsen, sichert er damit seinen notwendigen Eiweißbedarf. Jede andere Eiweißversorgung ist zwar zusätzlich möglich, jedoch unnötig.

Prof. Kollath, deutscher Arzt und Ernährungswissenschaftler, hat uns durch genaue Beobachtung der Natur und durch viele Tierversuche dieses Wissen vermittelt.

Dr. med. M. O. Bruker hat diese Erkenntnisse in über vierzigjähriger ärztlicher Tätigkeit bei vielen zehntausenden Patienten angewendet und viele beachtliche Heilungserfolge erzielt. In zahlreichen Veröffentlichungen hat er dieses Wissen in allgemeinverständlicher Form den nach Gesundheit suchenden Menschen zugänglich gemacht. Diese Schriften sollte jede Mutter lesen, die sich in die Vollwerternährung vertiefen will (siehe empfohlene Literatur auf Seite 159).

Wir müssen wieder lernen, unser Wissen über Ernährung nicht aus offener und versteckter Werbung zu beziehen, sondern von Menschen, die frei und unabhängig, getreu wissenschaftlicher Grundeinstellung, ohne jede Beeinflussung durch die Industrie für das Wohl der Menschheit arbeiten.

*

Die körperliche Entwicklung Ihres Kindes schreitet ständig fort. Aus der Bauch- und Rückenlage übt es jeweils das

Umdrehen. Beim Baden strampelt und spritzt es vor Vergnügen. Das Trockenlegen und Säubern genießt es jetzt bewußt. Ein dankbares Strahlen belohnt Sie für Ihre Fürsorge.

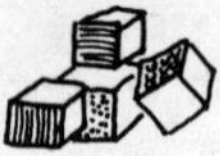

7.
Ernährungsbrief

ALTER DES KINDES:
SECHS MONATE

Liebe Mutter,

im Laufe dieses Monats brechen die ersten Zähnchen durch. Dies geschieht normalerweise ohne Schmerzen und geht ohne irgendwelche Störungen des Allgemeinbefindens vor sich. Das Kind erzeugt sehr viel Speichel, spielt damit und steckt alle Finger oft auf einmal in den Mund. Geben Sie ihm nun ein Vollkornbrötchen oder ein größeres Stück Vollkornbrot, das schon einige Tage alt und fest ist. Auch eine Karotte, ein Stück Gurke oder ein halber Apfel werden freudig begrüßt. Es kann daran lutschen, darauf beißen und den neuen Geschmack der Dinge prüfen. Das sollte aber immer im Sitzen, am besten in der Babywippe, geschehen.

Bei diesen Beißproben darf es niemals alleine, also ohne Beobachtung, gelassen werden. So lernt auch das noch ausschließlich gestillte Kind alle möglichen Geschmacks- und Aromastoffe kennen. Wenn es mit der Muttermilch weiter zufrieden und glücklich ist und gut gedeiht, dann sollten Sie es weiterstillen.

Der Speisezettel der Flaschenkinder wird wieder etwas erweitert. Im Abstand von etwa vier Stunden werden dem Kind vier Mahlzeiten gegeben. Als erste Mahlzeit erhält es den Frischkornbrei, hergestellt aus Weizen oder Sechskorn, jeweils mit dem Obst der Jahreszeit. Dieses Gericht ist der wichtigste Bestandteil einer biologisch vollwertigen Ernährung. Zur Verhütung von ernährungsbedingten Zivilisationskrankheiten sollte er ein ganzes Leben gegessen werden.

Mittags gibt es die rohe Gemüsemahlzeit. Dazu können

ein- bis zweimal wöchentlich Kartoffeln, in der Schale gekocht, gegeben werden. Diese werden geschält, mit der Gabel fein zerdrückt oder durch ein Sieb gepreßt und dem Kind zum ungekochten Gemüsebrei gefüttert. Auch Kartoffelbrei, gekochte Vollkornnudeln oder Maisbrei, eine Suppe aus Grünkern, Hafer, Weizen oder Naturreis bringen viel Abwechslung in den Speisenplan. Zu einer Mahlzeit aus gekochten Getreide- oder Kartoffelgerichten wird immer vor oder zu der Mahlzeit fein pürierte Frischkost (Obst oder Gemüse) gegeben. Die Menge dieser Frischkost soll etwa die Hälfte der Gesamtmahlzeit ausmachen.

Maisbrei mit Tomaten

25 g (= 2 gehäufte EL)	Maisgrieß (Polenta)
150 g	Quellwasser
1 MS	Vollmeersalz
125 g	Tomaten
1 TL	kaltgepreßtes Sonnenblumenöl

In das kochende Wasser den Mais und das Vollmeersalz rühren. Bei kleinster Hitze zehn Minuten leicht kochen lassen. Von der Kochstelle nehmen und zehn Minuten quellen lassen.

Die Tomaten kleinschneiden, feinst mixen und mit dem Öl verrühren.

Diese Tomatensauce zum Mais füttern oder unter den leicht abgekühlten Mais rühren.

Vollkornnudeln

25 g	Vollkornnudeln, am besten feine Suppennudeln
150 g	Quellwasser
1 MS	Vollmeersalz
125 bis 150 g	rohes Gemüse, z. B. Tomaten, Gurken

In das kochende Wasser die Nudeln und das Vollmeersalz geben, bei kleinster Hitze ca. fünfzehn Minuten leicht kochen und fünf Minuten quellen lassen. Einige Male umrühren. Das Wasser ist dann ganz aufgebraucht.

Die Nudeln mixen oder fein schneiden und mit roher Gemüsesauce oder püriertem rohem Gemüse füttern.

Kartoffelbrei

100 g	Kartoffeln (möglichst kleine)
½ Tasse	Wasser
50 g	rohe Vollmilch
1 Prise	Vollmeersalz
½ TL	Butter

Die Kartoffeln waschen und mit der Schale fünfzehn bis zwanzig Minuten kochen. Schälen und mit einer Gabel in die lauwarme Milch drücken oder durch ein Sieb passieren. Eine Prise Vollmeersalz und einen halben Teelöffel Butter unterrühren. Dazu püriertes rohes Gemüse füttern.

Getreidesuppe

150 g	Quellwasser
1 gehäufter EL	Grünkern, Sprießkornhafer, Weizen oder Naturreis
1 MS	Vollmeersalz
½ TL	Butter

Das frisch gemahlene Getreide (bei Grünkern, Weizen und Naturreis feine Einstellung der Getreidemühle, bei Hafer etwas grobere Einstellung) in dem Wasser verrühren und unter Rühren zum Kochen bringen. Ein bis zwei Minuten leicht kochen lassen, Vollmeersalz dazugeben; in einem Teller etwas abkühlen lassen und die Butter unterziehen.

Diese Suppe kann dem Kind nach dem rohen Gemüsebrei gefüttert werden. Ebenso kann der rohe Gemüsebrei auch unter die leicht abgekühlte Suppe gerührt werden.

Kinder, die nicht an die übersüße Fertignahrung für Säuglinge gewöhnt sind, essen sehr gern die etwas würzig schmeckenden Getreidegerichte. Mit dem Salz muß jedoch äußerst sparsam umgegangen werden, es sollte nur das unraffinierte Vollmeersalz verwendet werden. Es enthält alle Mineralstoffe, die auch im menschlichen Blut enthalten sind, und ist daher nicht so schädlich wie reines Kochsalz.

Getreidebrei, würzig

ca. 25 g (= 2 EL)	Getreide aus biologischem Anbau (Weizen, Hirse, Naturreis, Buchweizen, Sprießkornhafer, Gerste)
150 g	Quellwasser

1 MS	Vollmeersalz
½ TL	Butter
½ bis 1 TL	feingewiegte Kräuter wie Petersilie, Schnittlauch, Kerbel

Das Getreide mit einer Getreidemühle frisch mahlen und mit Wasser und Vollmeersalz verrühren. In einem kleinen Topf unter ständigem Rühren zum Kochen bringen. Eine halbe bis eine Minute kochen lassen. In einen Teller füllen und leicht abkühlen lassen, dann Butter und feingewiegte Kräuter unterziehen.

Auch der rohe Gemüsebrei kann unter den leicht abgekühlten Brei gerührt werden.

Nachmittags bekommt das Kind eine Flasche Frischkornmilch. Von dieser sehr sättigenden Milch genügen im allgemeinen 180 g. Eine starre Regel gibt es dafür nicht.

Die letzte Tagesmahlzeit für das Kind ist der gekochte Getreidebrei, abwechselnd aus allen Getreidearten zubereitet und mit Obstmus ergänzt.

Statt des gekochten Getreidebreies können Sie den Brei auch aus Vollkorngetreideflocken (Hafer, Gerste, Weizen und Naturreis) und Rohmilch zubereiten. Das empfiehlt sich vor allem dann, wenn aus Zeitgründen der gekochte Getreidebrei nicht zubereitet werden kann oder technische Hilfsmittel (Getreidemühle und Herd) fehlen wie z. B. im Urlaub oder auf Reisen. Denken Sie jedoch immer daran: Frisch gemahlenes Getreide steht im Wert über den Vollkornflocken, und Milch ist bei manchen Kindern sparsam zu verwenden (siehe Seite 49). Für diese Kinder können die Flocken auch in Quellwasser eingeweicht und danach mit Sahne verfeinert werden.

Beide Zubereitungsarten der Abendmahlzeit erfordern kaum Mehrarbeit gegenüber dem Zusammenrühren von Fertigbreien.

Zubereitung des Vollkornflockenbreies

---

5 EL	Vollkorngetreideflocken aus Hafer, Weizen, Gerste oder Naturreis
180 g	rohe Vollmilch oder
130 g	Quellwasser und 50 g Sahne
½ TL	unerhitzter Honig
125 g	Obst der Jahreszeit

Die Vollkorngetreideflocken in einen Teller geben, mit Milch (oder Quellwasser) übergießen, einige Male umrühren und ca. fünfzehn Minuten quellen lassen. Danach den Honig (und bei Quellwasser die Sahne) unterrühren und den fertigen Brei dem Kind mit dem fein pürierten Obst mit einem Löffel füttern. Bei süßem Obst wie z. B. Birnen, Bananen, Pfirsichen ist Honig nicht notwendig.

Eine vollwertige Säuglings- und Kindermahlzeit ist sehr preiswert, einfach und schnell zubereitet. Sie ist jeder Fertignahrung an gesundheitlichem Wert weit überlegen. Ein etwas größerer Zeitaufwand bei der Zubereitung der Nahrung wird durch stabile Gesundheit mehr als ausgeglichen und zahlt sich mehrfach aus. Zeit und Sorgen, die kranke Kinder der Mutter abverlangen, fallen bei dieser Ernährung fast gänzlich weg.

Vom sechsten bis zwölften Monat beträgt die Gewichtszunahme des Säuglings nur noch ca. 70 bis 100 g in der Woche. Mit einem Jahr hat er in etwa das Geburtsgewicht verdreifacht.

Die vornehmste Aufgabe einer Mutter ist die Gesunderhaltung ihrer Familie. Achtet sie auf eine gesunde Ernährung, dann erfüllt sie eine wichtige Aufgabe als Stütze des Staates zur Erzielung einer dauerhaften Volksgesundheit.

Leider werden die Mädchen und jungen Frauen viel zuwenig in diese verantwortungsvolle Aufgabe eingeführt. Ebenso bedauerlich ist es, daß Staat und Gesellschaft diese Funktion nicht hoch genug einschätzen. Nicht der Griff zur fertigen Industrienahrung, sondern die Rückbesinnung auf die gesundheitlichen Werte der frisch zubereiteten Nahrung sollte wieder im Vordergrund des Denkens der Mutter stehen.

Ihnen, liebe Mutter, kann nur wärmstens das Studium einiger grundlegender Schriften über die natürliche Gesundheit (siehe Seite 159) empfohlen werden. Dazu soll auch dieses Buch einen Anstoß geben.

*

Die Muskulatur des Kindes ist jetzt so weit gekräftigt, daß es die ersten Versuche, sich ohne fremde Hilfe aufzusetzen, unternehmen kann. Greifen Sie jedoch in dieses Tun nicht forcierend ein.

Es schreit jetzt nicht nur aus körperlichem Unbehagen, sondern auch, wenn ihm zuwenig Aufmerksamkeit geschenkt wird. Alle möglichen Laute werden ausprobiert, »Mama« und »Papa« werden bereits erfolgreich geübt.

Der Nachahmungstrieb ist erwacht. Vorgemachtes Winken, Klatschen und Mundbewegungen werden eifrig nachzuahmen versucht.

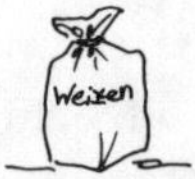

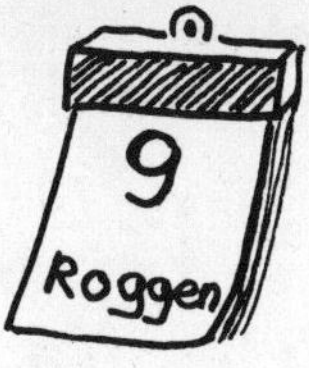

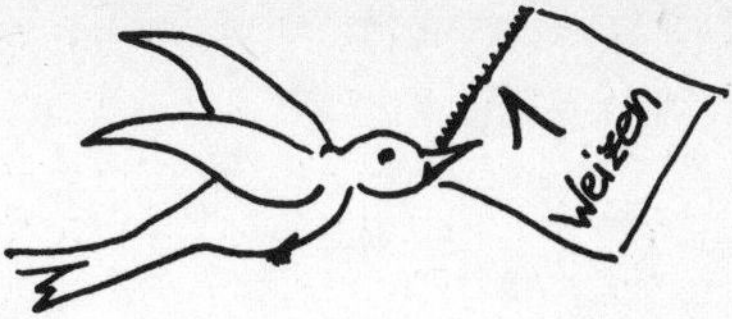

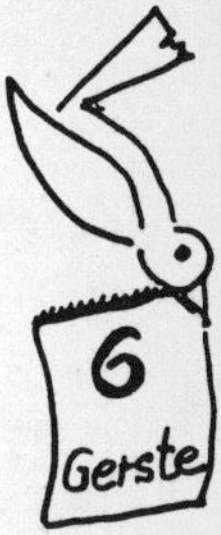

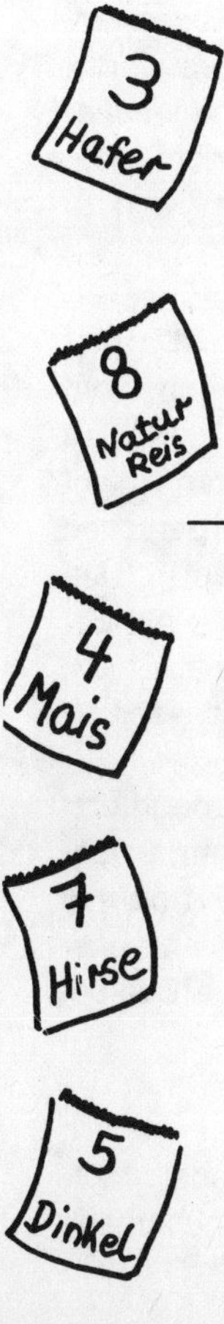

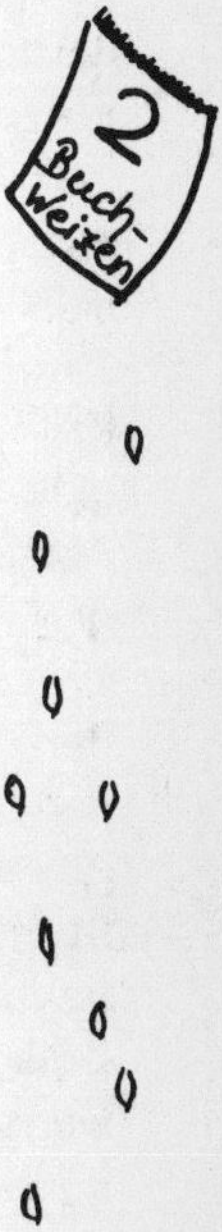

8. Ernährungsbrief

ALTER DES KINDES:
SIEBEN MONATE

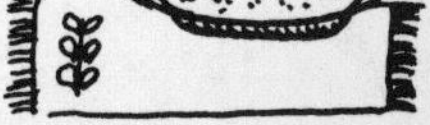

Liebe Mutter,

Ihr Kind erwartet jetzt von Ihnen immer stärkere Zuwendung. Es drückt seine Gefühle durch Laute und Bewegungen aus. Es lauscht seiner eigenen Stimme, die es einmal laut und dann wieder leise von sich gibt. Wohltuend empfindet es die mütterliche Ansprache und fühlt sich damit umsorgt. Vergessen Sie deshalb bitte nie, mit Ihrem Kind zu sprechen.

Das Kind kann zu Beginn des achten Monats schon seine beiden unteren Schneidezähnchen haben. Das ist kein Grund, mit dem Stillen aufzuhören aus Angst, vom Kind beim Trinken in die Brust gebissen zu werden. Das kann vorkommen, ist jedoch selten. Das Kind kann nicht gleichzeitig trinken und beißen, weil das die körperlichen Abläufe nicht vorsehen. Die eventuelle Beißgefahr ist am größten, wenn das Kind gesättigt ist und nur noch mit der Brust spielt. Um dem vorzubeugen, entziehen Sie ihm nach der Sättigung die Brust, und geben Sie ihm statt dessen einen innigen Hautkontakt.

Beim gestillten Kind ist es möglich, daß es nur noch drei Stillmahlzeiten verlangt. Das ist natürlich, wenn ihm die angebotene Beikost sehr zusagt und Sie ihm davon bereits Zwischenmahlzeiten geben. Überlassen Sie den Nahrungswunsch ganz Ihrem Kinde. Stillen und vollwertige Beikost können keine Überfütterung hervorrufen.

Kinder, die noch die Flasche bekommen, also nicht gestillt werden, erhalten die gleiche Kost wie im Vormonat: Morgens einen Frischkornbrei, mittags eine rohe Gemüsemahlzeit, bei hungrigen Kindern zusätzlich ein bis zwei Kartoffeln, einen Getreidebrei oder eine Getreidesuppe. Nachmittags bekommt das Kind eine Flasche Frischkornmilch, ca. 180 g, oder statt dieser Mahlzeit eine Flasche Vollmilch, ca. 120 g. Als Ergänzung zu dieser Mahlzeit erhält es ein Stück Vollkornzwieback, oder es darf an einer altbackenen Vollkornsemmel seine Beißlust auslassen.

Abends gibt es Vollkornbrei aus frisch gemahlenem Getreide, ab und zu auch aus Vollkornflocken mit Vollmilch.

Mit dieser Ernährung des ungestillten Kindes erreichen Sie unmerklich den Übergang vom artfremden tierischen Eiweiß (Kuhmilchernährung) zum pflanzlichen Eiweiß. Somit ist die Grundernährung, die auch für den Erwachsenen gilt, gefunden. Jetzt deckt das Kind seinen Eiweißbedarf hauptsächlich aus Getreide, Gemüse und Obst. Das hat den unschätzbaren Vorteil, daß damit bei unerhitzter Kost größtenteils natives Eiweiß angeboten wird. Die Vorzüge des nativen Eiweißes siehe Seite 78.

Wechseln Sie in den Gemüse- und Obstsorten oft ab, auch wenn das Kind schon einiges zu seinen Lieblingsspeisen erkoren hat. Verwenden Sie auch, sooft und solange dies möglich ist, einheimisches Obst und Gemüse. Empfehlenswert ist das Selbstbacken von Vollkornbrötchen und jeder Art von Vollkornbrot, jedoch ohne Zusatz von Sonnenblumenkernen, Nüssen usw. Sie werden feststellen, mit welcher Freude Ihr Kind ein altbackenes Stück Brot entgegennimmt; dies wird deshalb gegeben, damit das Kind keine größeren Stücke auf einmal in den Mund bekommt. Immer besser kann das Kind die Brotstücke ablutschen und sich intensiv im Beißen üben. Die gröbere Struktur des Brotes gegenüber der feinen musigen Nahrung, die es bis jetzt bekam, gewöhnt das Kind allmählich an gröbere und festere Nahrung.

So wie die verschiedenen Gemüse- und Obstarten auch unterschiedliche Inhalts- und Wirkstoffe besitzen, ist dies auch bei den einzelnen Getreidearten der Fall. Schon zum Frischkornbrei werden die verschiedensten Getreidearten verwendet, und auch der Abendbrei soll immer wieder mit unterschiedlichem Getreide zubereitet werden. Damit werden dem Organismus alle zum Wachstum und zur Entwicklung notwendigen Inhaltsstoffe angeboten.

Durch die Herstellung der Auszugsmehle und seiner vielen Produkte und die Bevorzugung des Fleisches als Hauptnahrung hat der moderne Mensch völlig die Beziehung zum Getreide verloren. Daß jetzt ein wesentlicher Bestandteil der Nahrung Getreide und dessen vollwertige Produkte sein sollen, begreifen viele erst, wenn sie die wunderbare Wirkung dieser neuen, jedoch schon Tausende von Jahren alten Kost spüren. Kinder, die mit dieser Kost großgezogen werden, haben im späteren Leben eine enge und vertraute Beziehung zu dieser Urnahrung.

Wir unterscheiden neun Getreidearten beziehungsweise Körnerfrüchte: Weizen, Roggen, Gerste, Hafer, Hirse, Reis, Mais, Dinkel und Buchweizen. Die meisten Getreidearten enthalten in den Randschichten und im Keim angereichert die wichtigen Vitalstoffe, hochwertige Fett- und Eiweißstoffe. Das Getreideinnere, der Mehlkern, besteht hauptsächlich aus Kohlenhydraten. Deshalb ist es für die menschliche Ernährung wichtig, das ganze Getreidekorn zu verarbeiten.

Wirkstoffe	**Vollkornmehl 1 kg**	**Auszugsmehl aus Weizen oder Roggen 1 kg**	**Verlust**
Vitamin B_1	5,1 mg	0,7 mg	86 %
Vitamin B_2	1,3 mg	0,4 mg	69 %
Vitamin B_6	4,4 mg	2,2 mg	50 %
Niacin	57 mg	7,7 mg	86 %
Pantothensäure	50 mg	23 mg	54 %
Provitamin A	3,3 mg	–	100 %
Vitamin E	24 mg	–	100 %

So entsteht Vollkornmehl – Mehl aus dem vollen Korn. Das Auszugsmehl, das nur aus dem inneren Mehlkern hergestellt wird, enthält nur noch geringe Mengen dieser Vitalstoffe.

Aus der obenstehenden Tabelle können Sie das Ausmaß der Wirkstoffverluste beim Auszugsmehl erkennen.

Die fettlöslichen Vitamine A und E fehlen im Auszugsmehl vollständig, weil sie nur im fetthaltigen Keim enthalten sind. Die übrigen Wirkstoffe sind erheblich herabgesetzt. Schon das Fehlen eines Vitalstoffs aus dem gesamten Verband vermag alle ernährungsbedingten Zivilisationskrankheiten hervorzurufen.

Weizen, Gerste und Naturreis sind die ersten Getreidearten, die wir für die Zubereitung der Frischkornmilch verwenden. Allein der milde Geschmack gibt diesen Arten den Vorzug.

Der Frischkornbrei, vorzugsweise aus Sechskorn zubereitet, enthält durch diese Vielzahl der Getreidearten alle gesundheitswirksamen Vitalstoffe. Eine bessere Nahrung für den Säugling ist nur noch die Muttermilch.

Weizen, Gerste, Hirse, Naturreis und Buchweizen eignen sich frisch gemahlen bestens für den Abendbrei. Vollkornflocken, die es aus Hafer, Gerste, Weizen und Naturreis zu kaufen gibt, können eingeweicht zum Gemüse oder als Abendbrei verwendet werden. Aus Mais – gemahlen als Maisgrieß – kann Maisbrei (Polenta) zubereitet werden. Die ganzen Körner von Hirse, Buchweizen und Reis können, sobald das Kind gröbere Nahrung ißt, auch für Breigerichte genommen werden. Zum Backen von Vollkornbrötchen und leichten Broten wird Weizen, für kräftiges Vollkornbrot Roggen und Weizen verbacken.

Dinkel ist eine Weizenart mit ausgezeichneten Backeigenschaften, aber ungeeignet für Frischkornbrei oder gekochten Abendbrei wegen des hohen Klebergehaltes. Grünkern, ein gedarrter Dinkel, wird dem älteren Säugling frisch gemahlen als Suppe oder würziger Brei gegeben. Gekochte ganze Körner des Grünkerns können dem Kleinkind mit rohem Gemüse als Mahlzeit gefüttert werden.

So ist nicht nur für die Säuglingsernährung eine Getreidemühle wichtig, sondern ist überhaupt das notwendigste Küchengerät zur Zubereitung einer vollwertigen Kost. (Getreidemühlen siehe Seite 157.)

*

Der Säugling ist so weit herangewachsen, daß er kurze Zeit frei sitzen oder an der Hand der Mutter stehen kann. Auf dem Wickeltisch ist er so lebendig, dreht und wendet sich ständig, daß es oft eine Kunst ist, ihn zu wickeln. Der Laufstall ist jetzt der sichere Ort, an dem der Säugling kurzzeitig verbleiben kann und die Mutter ihn nicht ständig beaufsichtigen muß. Das Kind findet an den Gitterstäben festen Halt und kann so allmählich das freie Sitzen und später das Stehen üben.

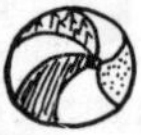

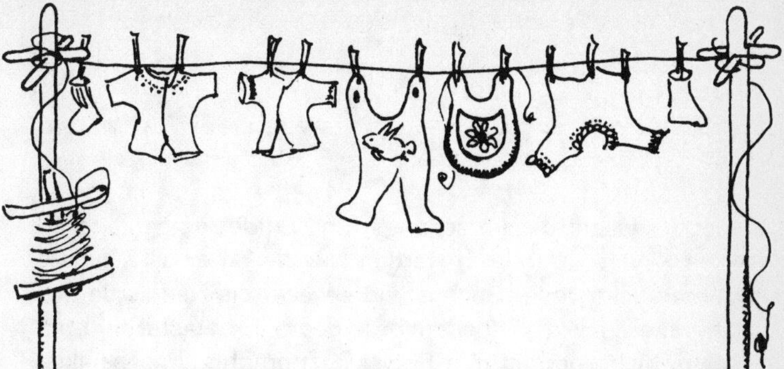

9. *Ernährungsbrief*

ALTER DES KINDES:
ACHT MONATE

Liebe Mutter,

jetzt erwacht der Forschungs- und Entdeckungsdrang Ihres Kindes. Krabbelnd werden alle Winkel eines Zimmers untersucht. Jeder Gegenstand erweckt die Neugierde des Kindes. Er wird aufgenommen, gedreht, betastet und mit dem Mund geprüft. Für Sie ist jetzt erhöhte Wachsamkeit geboten. Räumen Sie alles, was dem Kind gefährlich werden kann, aus dem Weg, so daß es auf seinen Entdekkungsreisen nur ungefährliche Dinge finden kann.

Das Kind kann nun schon kurzzeitig recht gut sitzen. Wenn ein Kinderstühlchen vorhanden ist, kann es bereits mit am Tisch seinen Platz einnehmen. Das ist sehr praktisch, wenn die Familie ißt, denn das Kind kann dabei mitgefüttert werden. Man legt ihm kleinste Mengen Salat, Obst, Vollkornbrot, Vollreis, Kartoffeln oder Vollkornnudeln vor, die es erst untersucht und dann schon ganz geschickt selbst in den Mund schiebt. So macht es wieder Bekanntschaft mit neuer, schmackhafter Nahrung und lernt ganz nebenbei das selbständige Essen. Auch das gestillte Kind erhält versuchsweise kleinste Mengen der vollwertigen Erwachsenenkost. Sobald ihm diese als ganze Mahlzeit gereicht wird, verweigert manches Kind das Essen. Es möchte einfach noch hauptsächlich die gewohnte Muttermilch trinken. Es kann auch umgekehrt sein, daß ein gestilltes Kind immer mehr zusätzlich Obst und Gemüse ißt. Dann sollte die Mutter auch diesen Wunsch erfüllen. Vielfach wird das Kind nur noch morgens und abends gestillt, mittags und nachmittags erhält es als Beikost rohes Obst und Gemüse. Jetzt sollten Sie beginnen, das Kind ganz allmählich an den Frischkornbrei zu gewöhnen. Damit ist immer gewährleistet, daß das Kind eine vollwertige Ernährung mit allen wichtigen Vitalstoffen bekommt.

Die nicht gestillten Kinder erhalten morgens, dann ist der Hunger meist am größten, den Frischkornbrei, mittags rohen Gemüsebrei, eventuell mit Kartoffeln, oder würzigen Getreidebrei oder rohen Gemüsebrei – diesen immer zuerst füttern – und anschließend eine kleine Menge Getreidesuppe.

Nachdem das Kind nun schon sitzt, erhält es nachmittags die Frischkornmilch nicht mehr in der Flasche, sondern in der Tasse, um es allmählich an dieses Gefäß zu gewöhnen. Dazu eignet sich ganz hervorragend eine Wippetasse mit Deckel und Saugstutzen. Sie können ihm statt Frischkornmilch auch Getreidekaffee, Fenchel-, Kamillen-, Lindenblüten- oder Pfefferminztee mit Rohmilch geben. Der Teeanteil sollte an der Gesamttrinkmenge zwei Drittel bis drei Viertel betragen, der Rohmilchanteil ein Drittel bis ein Viertel. Dazu kann es eine Scheibe Weizenvollkornbrot (am besten noch ohne Rinde), mit Butter bestrichen und in kleine Würfelchen zerschnitten, essen. Legen Sie ihm jedoch immer nur ein bis zwei Schnittchen hin, es würde sonst nur damit spielen.

Auch Vollkornzwieback oder selbstgebackene Brötchen, die das Kind selbst essen und lutschen darf, können Sie ihm zum Nachmittagstee geben. Mit den schon vorhandenen Zähnchen kann es Zwieback oder Brötchen gut bearbeiten. Abgebissene Stücke läßt es im Mund aufweichen und schluckt sie dann hinunter. Geben Sie dem Kind nur weiter große Karotten-, Gurken-, Apfel-, Birnen- oder Kohlstücke. Es hat nicht nur viel Freude an den Formen, Farben und dem Geruch, sondern lernt so immer wieder aufs neue die verschiedenen Geschmacksarten kennen.

Abends erhält es wie bisher schon Getreidebrei. Nun können bereits Hirse und Buchweizen im ganzen gekocht werden, die Garzeiten sind relativ kurz.

Getreidebrei aus ganzen Körnern

ca. 30 g (= 2 geh. EL)	Hirse oder Buchweizen
150 g	Quellwasser
1 Prise	Vollmeersalz
50 g	Sahne oder Sauerrahm oder
½ TL	Butter
½ TL	Honig

Die ungemahlene Hirse oder den Buchweizen mit Wasser und einer Prise Vollmeersalz aufsetzen, zum Kochen bringen und fünfzehn Minuten leicht kochen, anschließend bei kleinster Hitze fünfzehn Minuten quellen lassen. Etwas auskühlen lassen, Sahne und Honig für einen süßen Brei mit Obstmus, saure Sahne oder Butter für einen würzigen Brei mit fein püriertem Gemüse, unterrühren.

Die Getreidebreie werden immer mit Wasser gekocht, weil das Getreide damit schneller weich wird und lang erhitzte Milch für den Säugling nicht geeignet ist. Mit Sahne, Sauerrahm oder Butter wird der Brei verfeinert, je nachdem, ob er mit rohem Obst oder rohem Gemüse gegessen wird.

*

Verwenden Sie als Fette niemals die durch Werbung angepriesenen herkömmlichen Margarinen oder gewöhnlichen Öle. Diese werden durch Raffination und Präparierung denaturiert, so daß sie der menschlichen Gesundheit nicht dienlich sind, sondern sogar Schaden anrichten. Die wirtschaftlich gelenkte Aufklärung für alle Kreise des Volkes stellt nur die Tatsache heraus, daß die Ausgangsprodukte dieser Fette Natursubstanzen sind. Die technische Veränderung, die diese Fette erfahren, sind den meisten Menschen unbekannt. Die daraus resultierenden Erkrankungen treten oft erst nach Jahren auf. Daher ist der Zusammenhang zwischen Ernährung und Krankheit verschleiert und nicht erkennbar. Erst wenn man konsequent alle technisch veränderte Nahrung aus dem Speiseplan streicht und sich weitgehend von unveränderten Naturprodukten ernährt, beginnt man die verlorengegangene Gesundheit zurückzugewinnen. Damit kann man beweisen, daß vollwertige Ernährung und Gesundheit in einem untrennbaren Abhängigkeitsverhältnis stehen und jeder unerlaubte Eingriff bei der Nahrungsherstellung zur Krankheit führt.

So sind Butter, Sahne, kaltgepreßte Öle und Margarinen, letztere aus Reformhaus, Naturkostladen oder Drogerie (wohlgemerkt keine Margarinen, die den Namen »Reform« aus Werbegründen tragen) die einzigen Fette, die verwendet werden sollen. Diese Fette sind für die Erhaltung der Gesundheit notwendig. Gerade die bei uns in Mißkredit geratene Butter gehört zu den wertvollsten Fetten.

Seit Jahrtausenden zählt das Milchfett in Form von Butter und Sahne zu den bekömmlichsten und verträglichsten Fetten, die keinerlei gesundheitliche Schäden hervorrufen. Kinder, die auf zu reichlichen Milchgenuß allergisch reagieren (lymphatische Kinder, siehe Seite 61), dürfen Butter und Sahne essen. Butter enthält 76 Fettsäuren, was bei keinem anderen Fett auch nur annähernd der Fall ist. Sie hat alle notwendigen gesättigten und ungesättigten Fettsäuren, die zur Erhaltung der Gesundheit notwendig sind. Es wäre sonst nicht möglich, einem Säugling allein mit Muttermilch oder Kuhmilch, die beide das wertvolle Milchfett enthalten, die volle Gesundheit zu erhalten.

Butter ist auch das einzige Fett, das in der Leber nicht entgiftet werden muß, sondern jeder Zelle ohne Umwandlung zur Verfügung steht. Das in ihr enthaltene Cholesterin ist notwendig, um das Fett in die Zellen zu schleusen. Die

Ablagerung von Cholesterin im Körper entsteht nicht durch cholesterinhaltige Lebensmittel, sondern ist eine Stoffwechselstörung, hervorgerufen durch den Verzehr technisch veränderter Nahrung wie Auszugsmehle, Zucker und gewöhnliche Fette.

Zu den wertvollen Fetten zählen auch der Getreidekeim, alle Nüsse und Samen, die zur menschlichen Ernährung verwendet werden können.

*

Sie werden beim Vergleich Ihres Kindes mit gleichaltrigen, üblich ernährten Kindern im Aussehen und Gedeihen einen deutlichen Unterschied feststellen. Das gibt Ihnen Sicherheit und Gewißheit, daß Sie mit der Ernährung Ihres Kindes auf dem rechten Wege sind.

Ihr Kind hat nun einen starken Bewegungsdrang. Es rutscht und krabbelt und bewegt sich auf Gegenstände zu, um diese zu ergreifen. Es richtet sich an allen möglichen Möbelstücken auf und vergißt oft in seiner Begeisterung, daß es noch nicht frei stehen kann.

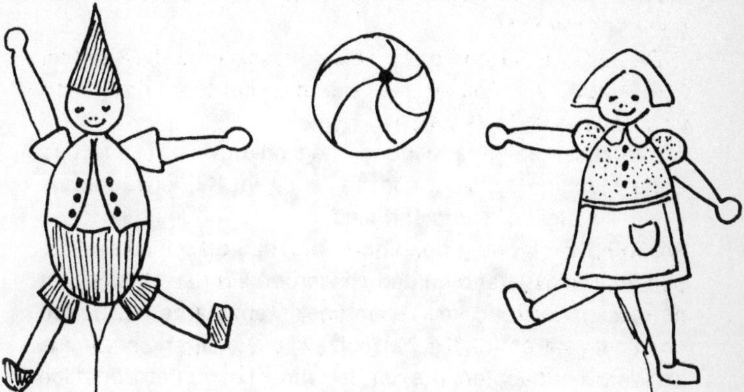

10. Ernährungsbrief

ALTER DES KINDES: NEUN MONATE

Liebe Mutter,

bis jetzt ist es gerade noch möglich gewesen, Ihr Kind ohne ständige Aufsicht zum Schlafen im Kinderwagen ins Freie zu stellen. Nunmehr sind der Bewegungsdrang so groß und die Bewegungen so heftig, daß dieses Alleinelassen im Wachzustand gefährlich werden könnte. Deshalb ist es ratsam, Ihr Kind im Wagen spazierenzufahren. Die meiste Zeit wird es jetzt schon sitzen und aufmerksam seine Umwelt beobachten. Es ist für Ihr Kind außerordentlich wichtig, im Sitzen Ihr Gesicht beobachten zu können. Daher sollten sich Kind und Mutter ansehen können.

Bei den vielgestaltigen Eindrücken, die das Kind aufnimmt, muß immer wieder das mütterliche Gesicht als Ruhe- und Richtungspunkt dienen können. Kinder, die von der Mutter abgewandt im Wagen gefahren werden, fühlen sich allein gelassen. Besteht aber eine Blickverbindung, kann das Kind aus Ihrem Gesicht Gefahr oder Gleichmut ablesen. Das ist bei den gegenwärtigen Umweltbedingungen ganz wichtig, weil sich das Kind allein schon vom Geräusch- und Lärmpegel bedroht fühlt.

Vor einigen Jahrzehnten war es für die Mutter noch eine Notwendigkeit, das Kind, solange es ging, zu stillen. Die hygienischen Verhältnisse, die Kindermedizin und die Herstellung von artfremder Nahrung waren so wenig entwickelt, daß die Mutter einfach gezwungen war, ihr Kind mit Muttermilch zu nähren. Durch Änderung von Lebensgewohnheiten, aus Bequemlichkeitsgründen und durch falsche Information mittels Werbung von Industrie und Handel wird heute der Mutter mit verschiedenen Argumenten das Stillen verleidet. Mutter und Säugling sind in das Netz der Geschäftemacher geraten. Die letzten Jahre zeigen aber, daß immer mehr Mütter ihre Kinder stillen; teilweise haben sie sich zu Selbsthilfeorganisationen zusammengeschlossen, oder sie beraten sich in gegenseitiger, persönlicher Hilfe über das Stillen.

Soweit Sie Ihr Kind noch voll oder teilweise stillen, sind keine besonderen Empfehlungen zu geben. Hat sich die Mutter entschlossen, dem Kind schon Beikost zu geben, sind Frischkornbrei und Obst bzw. roher Gemüsebrei Nahrung der ersten Wahl.

Das Immunsystem des voll- oder teilweise gestillten Säuglings ist erst nach neun Monaten voll ausgebildet und selbständig. Deshalb sollte jede Mutter darauf bedacht sein, ihr Kind so lange zu stillen. Der Nähr- und Wirkstoffgehalt der Muttermilch paßt sich entsprechend dem Lebensalter des Kindes an. Es ist damit nach wie vor optimal versorgt. Der lange gestillte Säugling zieht ein ganzes Leben gesundheitlichen Nutzen aus der Urernährung, der Muttermilch.

Der Speisenplan des nicht mehr gestillten Kindes ist wie im Vormonat. Er ist immer abwechslungsreich, wenn Sie die Gemüse-, Obst- und Getreidearten wechseln. Die Nahrung darf auch schon etwas gröber sein. Durch das feste Beißen auf z.B. Karotten-, Kohlrabi-, Gurken- und Vollkornbrotstücken hat sich das Kind schon an die größeren Bröckchen gewöhnt und ist nicht mehr erstaunt oder gar ablehnend, wenn die ihm angebotene Nahrung nicht mehr ganz glatt und fein ist.

Sind Sie mit Ihrem Kind unterwegs und die Zeit der Nahrungsaufnahme kann nicht eingehalten werden, so ist es mit einem Vollkornbrötchen oder einem Stück Vollkornbrot leicht zu vertrösten. Lehnen Sie irgendwelche kleinen, gutgemeinten Geschenke in Form von herkömmlichen Plätzchen von Verwandten, Bekannten oder Geschäftsinhabern ab. Sie tun damit Ihrem Kind wirklich einen gesundheitlichen Gefallen. Weisen Sie die Schenker darauf hin, daß sich Ihr Kind selbstverständlich über kleine Aufmerksamkeiten freut, nur müssen es die richtigen sein: vollwertige Lebensmittel in jeglicher Form. Sie werden erleben, daß sich die so Angesprochenen umstellen, wenn Sie diese Linie konsequent einhalten. Denken Sie immer an das Schild im Tiergarten: Bitte nicht füttern! Der Pfleger des Kindes sind Sie!

Die sogenannten Flaschenkinder, die noch nie gestillt wurden oder jetzt nicht mehr gestillt werden, haben sich nun an eine Nahrung gewöhnt, die weitestgehend einer Erwachsenennahrung gleicht. Die Menge der Kuhmilch ist reduziert und kann Kindern, die auf Milch empfindlich reagieren (sogenannte lymphatische Kinder), nur jeden zweiten Tag oder nur noch zu Getreidekaffee, in Kräutertee oder ab und zu zum Abendbrei gegeben werden.

Auf die Frage, wieviel Milch ein Kleinkind weiter bekommen darf, gibt es keine allgemeingültige Antwort. Die Empfindlichkeit des Kindes auf Milch hängt von seiner Fähigkeit zu deren Verarbeitung ab. Es ist wichtig für Sie zu wissen, daß Ihr Kind auch ohne Milch und Milchprodukte vollwertig ernährt werden kann. Gehört Ihr Kind zu denen, die auf Milch empfindlich reagieren (siehe Seite 61), dann geben Sie ihm entsprechend seltener Milch, zwei- bis dreimal in der Woche etwa 120 g. Ein Kind, das die Kuhmilch gut verträgt, dürfte jeden Tag ca. 200 g, immer im Rohzustand, trinken.

Milch ist eine hochwertige Nahrung, die Säuglingen und Säugetieren als Muttermilch reichlich zur Verfügung steht. Ist die Säugezeit vorbei, so wird auch im Tierreich das Junge an die Kost der ausgewachsenen Tiere gewöhnt und nicht an die Milch einer anderen Tierart. So sollte es auch beim Menschen sein.

Die Kuhmilch ist kein Getränk für Kinder, sondern Nahrung. Echte Getränke, die den Durst löschen, sind nur reines Wasser und Tee. Bei Durst ist also ein Lösungsmittel notwendig, das frei von gelösten Nahrungsstoffen ist und nur wenige Minerale enthält. Dies ist weder Milch noch Saft oder Most. Nur Wasser (durch unsere Umweltbelastung ist für das Kind nur Quellwasser zu empfehlen) oder Tee können daher echten Durst stillen. Übermäßiger Durst kann gerade durch Milch oder süße Obstsäfte aufrechterhalten werden.

Die Einschränkung der Kuhmilch in der Kinderernährung hat noch den Vorteil, daß der Appetit des Kindes besser wird. Die Milch erzeugt neben Durst auch Appetitlosigkeit. Bei der herkömmlichen Ernährung wird bei Durst Milch angeboten, und damit ist der Teufelskreis wieder geschlossen: Die Mutter ist nämlich froh, wenn das appetitschwache Kind wenigstens Milch trinkt. Da Milch aber Nahrung ist, kann sie nicht durch ein Getränk, sondern nur durch andere vollwertige Nahrung wie z.B. Frischkornbrei, rohes Gemüse, Obst und dergleichen ersetzt werden. Daß der Eiweißbedarf auch ohne Milch gedeckt wird, ist auf Seite 77f. beschrieben.

Die Kuhmilcheinschränkung macht sich auch in der Wandlung der Stimmungslage und des Aussehens bemerkbar. Die Kinder werden frischer, aufgeschlossener und fröhlicher, das Gewebe wird fest, und die Haut wird gut durchblutet.

Hat Ihr Kind Durst, bereiten Sie ihm selbst Tee zu, der abwechselnd aus verschiedenen Kräutern wie z.B. Kamille, Fenchel, Anis, Pfefferminze, Malve, Lindenblüte hergestellt sein kann. Wenn Sie ihn mit Honig süßen, dann genügt eine Messerspitze für eine Tasse Tee. Besser ist es, wenn Sie Ihr Kind gar nicht an süße Getränke gewöhnen. So wird es auch in einigen Jahren süße Limonaden und Fruchtsaftgetränke ablehnen.

Die Mutter muß diese Zusammenhänge kennen, um

nachhaltig bereit zu sein, ihr Kind, sich selbst und die ganze Familie gesund zu ernähren.

*

Das Kind faßt nun schon mit beiden Händen die Henkel seiner Wippetasse und führt sie oft ruckartig zum Trinken an den Mund. Der Bewegungsdrang ist sehr ausgeprägt: Hochziehen an Möbeln, erste Schrittchen entlang einer Wand und dabei Zugehen auf die Mutter, wenn sie ihr Kind ruft.

Das Kind stellt beim Baden erstaunt fest, daß Wasser nicht in der Hand gehalten werden kann. Immer wiederholt es diesen Greifvorgang, bis es mit einem großen Patscher dieses Spiel beendet.

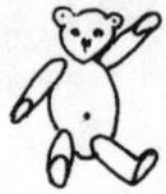

11. Ernährungsbrief

ALTER DES KINDES:
ZEHN MONATE

Liebe Mutter,

trotz des fortgeschrittenen Lebensalters Ihres Kindes sollten Sie das Stillen noch nicht aufgeben. Zweimal Stillen am Tag, früh und abends, belastet die Mutter wenig und gibt dem Kind biologisch wertvollste Nahrung. Die beiden anderen Mahlzeiten, mittags und nachmittags, sollten aus rohem Gemüsebrei und Frischkornbrei mit Obst bestehen. Sie werden auch jetzt feststellen können, daß diese Nahrung Ihrem Kind nicht nur schmeckt, sondern daß es damit auch prächtig gedeiht. Darüber hinaus ist Ihr Kind munter und lebhaft und unterhält sich sowohl mit Ihnen wie auch mit sich selbst.

Kinder, die nicht mehr gestillt, und diejenigen, die schon immer mit Vollwertkost ernährt werden, bekommen in diesem Lebensalter drei Hauptmahlzeiten und eine Zwischenmahlzeit: morgens Frischkornbrei mit Obst, mittags rohes Gemüse mit gekochten Kartoffeln oder Getreidegerichte oder -suppe, ebenfalls mit Frischkost. Die Zwischenmahlzeit kann aus Obst, Getreidekaffee oder Kräutertee, jeweils mit Milch, bestehen. Zum Selbstessen können Sie Ihrem Kind anschließend ein Stück altbackenes Vollkornbrot oder Vollkornbrötchen geben. Zum Abendessen kann weiterhin der Brei aus frisch gemahlenem Getreide mit Obstmus empfohlen werden.

Alle Nahrung kann jetzt gröber sein, ein Feinmixen ist nicht mehr erforderlich. Das Obst kann fein gerieben, geschnitten oder mit der Gabel zerdrückt werden. Das Gemüse wird gerieben, fein gewiegt oder im gekochten Zustand mit der Gabel zerdrückt. Da das Getreide zum Müsli auch nicht mehr mehlfein sein muß, können Sie Ihre Getreidemühle nun etwas gröber einstellen. Grundsätzlich sollte jedoch immer noch gelten: Lieber etwas feiner als zu grob. Lassen Sie Ihrem Kind zum Essen ausreichend Zeit. Da die Nahrung nun eine gröbere Struktur hat, wird sie im Mund einige Male hin und her bewegt, einige Sekunden gelutscht und dann erst verschluckt.

Bei der Familienmahlzeit sitzt, soweit vorhanden, Ihr Kind im Hochstühlchen und bekommt so manches vollwertige Lebensmittel zu versuchen. Bedenken Sie dabei aber immer: Ihr Kind soll nur reizlose Vollwert-Kinderkost bekommen. Sein Verlangen nach Essen bekundet es schon durch Laute und Worte. Dabei wird der Essensablauf den übrigen Familienmitgliedern abgeschaut.

*

Nun noch einige wichtige Anmerkungen zu den Säften: Diese werden den Müttern überall angeboten, und die Werbung stellt besonders die vielen wichtigen Vitamine heraus, welche die Kleinen so gesund und munter machen, wie Werbefotos es versprechen. Doch was ist eigentlich Saft? Er ist nur ein Teil einer Frucht oder eines Gemüses, der Teil, der die wasserlöslichen Vitamine enthält. Der andere Teil, die Rückstände oder der Trester, wird nicht verwendet. Er enthält jedoch auch wichtige Vitalstoffe. Die wasserlöslichen Vitamine im Saft können ihre volle Wirksamkeit aber nur entfalten, wenn zugleich die Vitalstoffe des Tresters vorhanden sind. Der Saft als Teil eines Lebensmittels unterscheidet sich in seinem biologischen Wert erheblich und wesentlich von dem ursprünglichen, unveränderten Lebensmittel. Durch gezielte Werbung wird er aber gerade als konzentriertes, gesundheitlich wertvolles Getränk besonders angepriesen.

Die Werbung hat leider nicht die Aufgabe, den Verbraucher über den gesundheitlichen Wert oder Unwert der einzelnen Produkte aufzuklären, sondern verfolgt vielmehr die Absicht, durch Herausstellung einzelner Eigenschaften die Produkte als wertvoll und unersetzlich darzustellen. Da Werbung mit sehr viel Geldaufwand betrieben wird, müssen diese Kosten über die einzelnen Produkte wieder hereinkommen. Das beworbene Produkt verteuert sich entsprechend, ohne daß es wertvoller wird. Werbung soll nur die Verbrauchergewohnheiten steuern. Dabei werden immer nur Teilbereiche des Produktes herausgestellt, während die Ganzheitsbetrachtung vernachlässigt wird.

Es ist also gesundheitlich wertvoller, Ihrem Kind die ganze, unzerstörte Frucht zu geben als einen daraus hergestellten Saft. Daß der Saft kein echtes Getränk, sondern ein Nahrungsmittel ist, das den Appetit verdirbt und den Durst nicht löscht, wurde schon im letzten Brief beschrieben und gilt nicht nur für alle gekauften Säfte, sondern auch für alle selbst hergestellten. Wenn ein Säugling, der noch keine feste Nahrung essen kann, im zweiten Lebensmonat für kurze Zeit kleine Mengen frischen Saftes erhält, ist das nicht gesundheitsschädlich.

Wenn Sie also Ihrem Kleinkind etwas Saft geben, möglichst mit Quellwasser verdünnt, schluckweise gereicht, so soll dies auf Ausnahmen beschränkt bleiben. Das ganze, unzerstörte Lebensmittel ist immer wertvoller als nur ein Teil davon. Namhafte Ernährungsforscher und Ärzte drückten das so aus: »Das Ganze ist mehr als die Summe seiner Teile.«

Bei Säften ist noch folgendes zu bedenken: Man kann von Obst oder Gemüse nur eine begrenzte Menge essen. Preßt man dagegen Früchte oder Gemüse zu Saft, kann ein Vielfaches der Eßmenge getrunken werden, und dies noch dazu in einer ganz kurzen Zeit. Die einzelnen Wirkstoffe gelangen viel schneller als durch gründliches Kauen ins Blut. Der Organismus wird somit stoßweise mit Nährstoffen überschüttet, er ist darauf gar nicht eingerichtet. Als Reaktion darauf steigt der Blutzuckerspiegel steil an. Die Bauchspeicheldrüse wird zu vermehrter Insulinausschüttung angeregt, und es kann dadurch zu einer überschießenden Reaktion kommen, die gegenregulatorisch ein starkes Absinken unter die Blutzuckernorm hervorruft. Ein gesundes Kind ist in der Lage, mit diesen Störungen fertig zu werden.

Kranken und fiebernden Kindern darf selbstgepreßter Saft nur dann in kleinen Mengen gegeben werden, wenn der Saft als einzige Nahrung gereicht wird. Als Getränk ist jedoch Quellwasser oder Kräutertee vorzuziehen.

Für die Säuglings- und Kleinkinderernährung ist die Haderheck-Quelle, Königstein/Taunus, besonders zu empfehlen. Dieses Quellwasser wird trotz Abfüllung in Flaschen keinen technischen und chemischen Prozessen unterworfen und darf deshalb amtlich die Bezeichnung »Natur-Quellwasser« führen.

*

Ihr Kind sitzt nun schon längere Zeit frei und spielt dabei intensiv. Vorgesprochene Worte versucht es zu wiederholen. Die Bewegungslust steigert sich, das Krabbeln geht nun mit erstaunlicher Geschwindigkeit vor sich. Alle längeren Wege werden im Krabbeln zurückgelegt, am Ziel stellt es sich auf. Es macht ihm sichtlich Spaß, wenn es die Mutter fangen will und es unter Jauchzen zu entfliehen versucht.

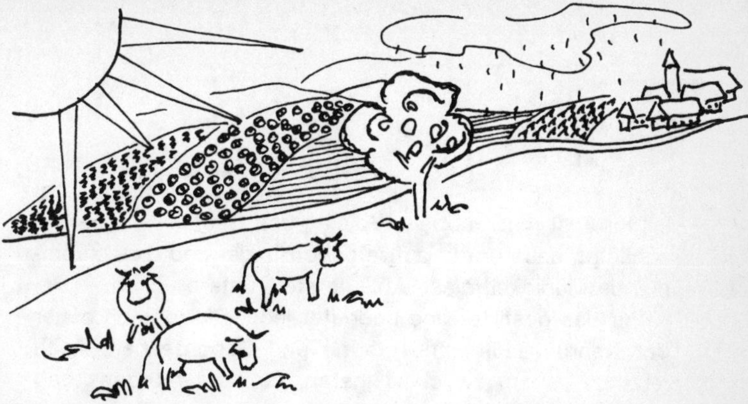

12. Ernährungsbrief

ALTER DES KINDES: ELF MONATE

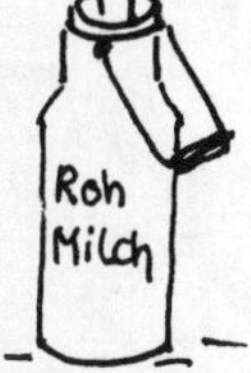

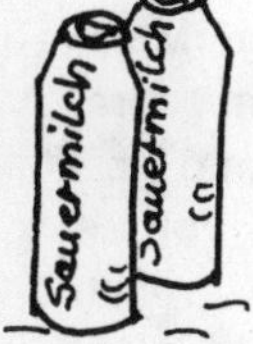

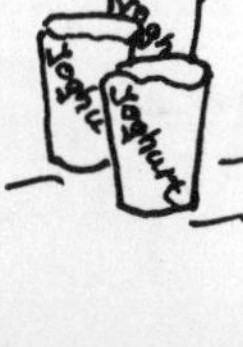

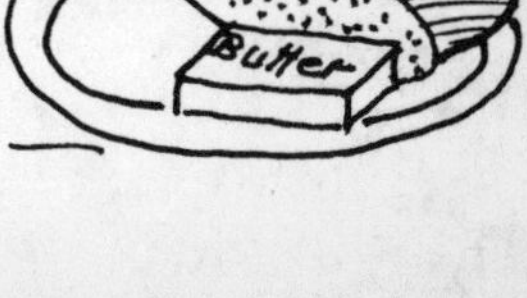

Liebe Mutter,

Ihr Kind ist mit Krabbeln, Spielen und Beobachten so beschäftigt, daß nur der auftretende Hunger und die aufkommende Müdigkeit diese Abläufe stets unterbrechen.

Für das gestillte Kind bedeutet jeder Stillvorgang außer der Nahrungsaufnahme Wärme und Geborgenheit. Auch jetzt ist es am zweckmäßigsten, Ihr Kind morgens und abends zu stillen. Die morgendliche Ruhe des beginnenden Tages und die allmählich einkehrende Ruhe zum Tagesausklang lassen Mutter und Kind das innige Gefühl der Verbundenheit genießen. Frischkornbrei und rohe Gemüsemahlzeit sind die idealen Ergänzungen zur Muttermilch. Bereiten Sie diese Mahlzeiten sehr abwechslungsreich, verwenden Sie die verschiedensten Getreidearten, Sechskorn eignet sich dazu ganz besonders, und variieren Sie Gemüse und Obst.

Kinder, die nicht gestillt werden, nehmen ihre Mahlzeiten entweder auf einem Stühlchen ein, oder sie sitzen auf dem Schoß der Mutter. Es gibt wie im Vormonat als erste Mahlzeit den Frischkornbrei, als zweite einen rohen Gemüsebrei mit vollwertigen Beilagen, wie in der Schale gekochte Kartoffeln, oder Getreidegerichte als Brei oder Suppe. Für die Zwischenmahlzeit wird Obst und Vollkornbrot in großen Stücken zum Abbeißen empfohlen. Lassen Sie Ihr Kind bei dieser »Beißmahlzeit« nicht aus den Augen, und nehmen Sie ihm die immer kleiner werdenden Stücke so rechtzeitig wieder weg, daß es diese nicht ganz in den Mund stecken kann. Abends kann dem Kind ein Brei aus frisch gemahlenem Getreide mit Obstmus oder auch ab und zu kleingeschnittenes weiches Obst oder Gemüse, dazu kleingeschnittenes Vollkornbrot mit Butter und eine kleine Tasse Rohmilch gegeben werden.

Außer den drei Hauptmahlzeiten und der nachmittäglichen Zwischenmahlzeit darf ein appetitschwaches Kind nichts außer Quellwasser und Tee gegen den Durst bekommen. Ein gut essendes Kind kann sich auch zu einem appetitschwachen entwickeln, wenn es zwischendurch etwas bekommt. Deshalb ist die Einhaltung der Mahlzeiten wichtig. Sättigung und Hunger müssen sich in einigermaßen festen Intervallen abwechseln. Gleich, ob gut essend oder appetitschwach, sollte ein Kind nie zum Essen gezwungen werden. Auch darf die kleinere Mahlzeit des appetitschwachen Kindes nicht ausgesprochen gehaltvoll und »kalorienreich« sein. Die Mutter muß hier umzudenken lernen. Die Kalorie gibt nicht den Gesundheits- und Sättigungswert der Nahrung an. Sie wird aus dem Gehalt der einzelnen Nährstoffe Eiweiß, Fett und Kohlenhydrate berechnet. Der Nährwert ist bei roher, gekochter oder gebackener Nahrung völlig gleich. Die für die Gesundheit wichtigen Vitalstoffe werden bei den Kalorienberechnungen nicht berücksichtigt. Am Beispiel der Milch soll das erklärt werden. Rohmilch, pasteurisierte, homogenisierte und uperisierte (= H-Milch) Milch haben, soweit der Gehalt an Eiweiß, Fett und Kohlenhydraten gleich ist, den gleichen Kalorienwert. Nicht gleich dagegen ist der Gehalt an Vitalstoffen. Nachdem die Aromastoffe auch zu den Vitalstoffen zählen, kann die Mutter diesen Vergleich schon mit Hilfe des Geschmackssinns selbst feststellen. Rohe Milch schmeckt viel besser als erhitzte Milch. Natürlich hängt dies davon ab, ob der Geschmackssinn noch unverbildet ist.

Rohe und gekochte Nahrung unterscheiden sich nicht im Kalorien-, sondern im Vitalstoffgehalt. Am wertvollsten aus gesundheitlicher Sicht ist die unzerstörte, naturbelassene Nahrung – so wie die Natur sie uns schenkt. (Siehe auch Kollath-Tabelle Seite 152.)

Sie werden jetzt verstehen, warum für ein appetitschwaches Kind die wertvollste Nahrung die unzerstörte, naturbelassene ist. Viele Mütter meinen, ihr Kind esse nichts, wenn es rohes Obst und Gemüse nimmt. Bei ihnen gilt nur die Nahrung als wertvoll, die durch Kochen zubereitet ist. Das ist ein großer Trugschluß, der aber beseitigt ist, sobald sie die Grundlagen der Vollwerternährung kennen.

Nach der alten Ernährungslehre glaubt man, schon den Säugling mit tierischem Eiweiß füttern zu müssen, um ihn kräftig und gesund zu machen. Es fehlt einfach am Wissen der Mütter, daß pflanzliches, unerhitztes Eiweiß wertvoller und bekömmlicher ist als erhitztes, tierisches Eiweiß. Dabei ist nur zu beachten, daß der Mensch seinen Nähr- und Vitalstoffbedarf nicht von einer Pflanze allein decken kann, sondern verschiedene Pflanzen miteinander kombiniert werden müssen. Der lebensnotwendige Eiweißbedarf wird bereits durch einen Frischkornbrei mit Früchten und unerhitztem Gemüse gedeckt, das über und unter der Erde wächst. Aufgrund dieser Erkenntnisse, die medizinisch, ernährungswissenschaftlich und praktisch erwiesen sind, braucht die Mutter eines appetitschwachen Kindes nicht zu befürchten, daß es bei der Vollwerternährung zu einem Eiweißmangel kommt. Jedes Zuviel an Essen und Milch würde dem Kind nur gesundheitlich schaden.

Denken Sie immer daran, die unerhitzte Nahrung zu Beginn des Essens oder mit der erhitzten Nahrung zusammen zu geben. Sollte das Kind aus Appetitmangel die zubereitete Nahrung nicht vollständig aufessen, so hat es, wenn die Frischkost zuerst gegessen wurde, bereits das Wertvollste erhalten. Einem gut essenden Kind kann darüber hinaus so viel vollwertige Nahrung gegeben werden, bis es satt ist. Eine Überfütterung mit Vollwertkost kann bei Einhaltung der Mahlzeiten nicht erfolgen.

Unerhitzte Lebensmittel sind am leichtesten verdaulich und haben eine geringere Verweildauer im Magen als erhitzte Nahrung. Je länger die Nahrung erhitzt und verändert wurde, desto länger ist die Verweildauer im Magen, und um so mehr wird der Körper durch die Verdauung belastet.

Unser Körper registriert ganz genau, welche Nahrung er angeboten bekommt. Das trifft genauso für das Kind zu. Wohlbefinden und Gesundheit hängen von der Lebendigkeit und Unzerstörtheit unserer Nahrung ab. Während einer Krankheit, die nicht ursächlich auf eine falsche Ernährung zurückgeht, ist auch die Vollwertigkeit der Nahrung oberstes Gebot. Sie belastet den Stoffwechsel am geringsten, schont also Körperkräfte, die für die Ausheilung und Gesundung eingesetzt werden müssen. Es ist eine alte Erfahrung, daß das kranke Kind leichte Kost bevorzugt. Leicht im Sinne der Vollwertkost bedeutet aber unzerstört und naturbelassen.

Die Appetitlosigkeit während einer Krankheit, die bis zum Verweigern der Nahrung führen kann, ist eine natürliche Körperreaktion zur Selbsthilfe. Zwingen Sie Ihr Kind deshalb nicht zum Essen. Mit der selbstgewählten Nahrungsverweigerung kann der Körper die Krankheit besser und schneller überwinden. Mit einsetzender Gesundung nimmt auch der Appetit wieder zu.

*

Nun können Sie auch beginnen, Ihrem Kind milchsaure Lebensmittel wie z. B. rohes Sauerkraut, rohe milchsaure Gurken, rohes milchsaures Mischgemüse zu geben. Soweit Sie das nicht selbst herstellen können, erhalten Sie dieses in Reformhäusern oder Naturkostläden. Doch sollte das Kind nicht täglich und nicht zuviel davon essen. Ein Übermaß würde den Darm zu stark anregen und könnte Durchfall bewirken. Wie bei der gesamten Säuglingsernährung bis jetzt empfohlen, sollten Sie alles Neue nur in geringen Mengen und allmählich einführen.

Buttermilch, Dickmilch, Joghurt, Quark und Käse zählen

auch zur milchsauren Nahrung. Werden diese Produkte aus Rohmilch bereitet, ist ihr gesundheitlicher Wert am höchsten. Manche Reformhäuser und Naturkostläden führen derart hergestellte Produkte. Sie können selbst Dickmilch und Joghurt aus Rohmilch bereiten. Achten Sie beim Kauf auf reine Sauermilcherzeugnisse, andernfalls können Magermilch, Trockenmilch, Fremdwasser und Gelatine zugesetzt sein, die deren gesundheitlichen Wert erheblich mindern.

Wenn Sie dem Kind aus Milch gewonnene milchsaure Lebensmittel geben, sollte für ein lymphatisch reagierendes Kind weniger frische Milch verwendet werden. Quark und Käse sind besonders reich an tierischem Eiweiß: Zur Herstellung von 80 g Käse wird ca. 1 Liter Milch benötigt. Sie sehen also, daß Käse und Quark nur in kleinsten Portionen, und das nicht täglich, dem Kleinkind gereicht werden sollten.

*

Die ersten Versuche, selbständig zu gehen und zu stehen, sowie die Freude über die Erfolge kennzeichnen diesen Monat. Lassen Sie das Kind gewähren, und greifen Sie in die Entwicklung so wenig wie möglich ein. Sie werden feststellen, Ihr Kind schafft es durch ständiges Üben auch allein. Allerdings freut es sich über Lob und Anerkennung seiner Fortschritte.

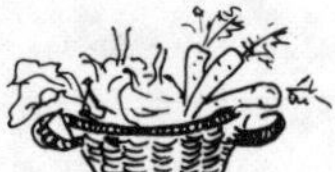

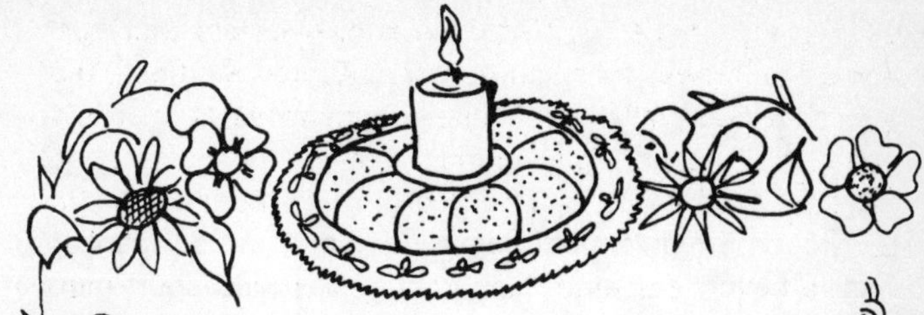

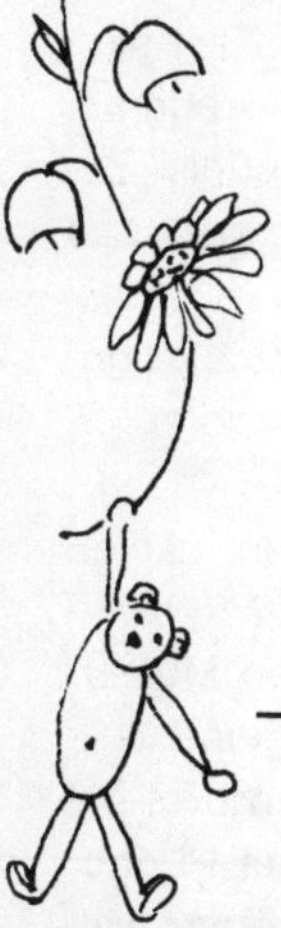

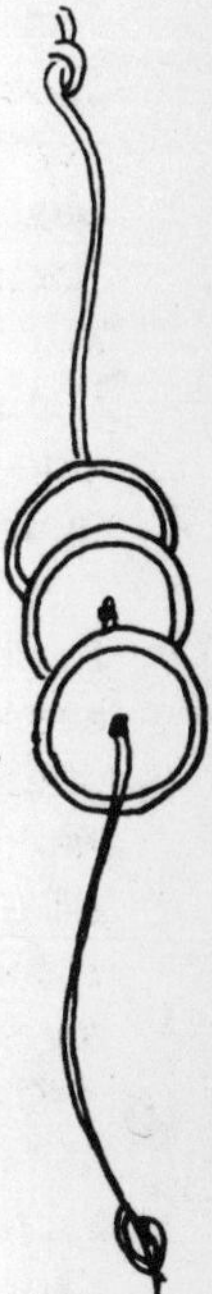

13. Ernährungsbrief

ALTER DES KINDES:
ZWÖLF MONATE

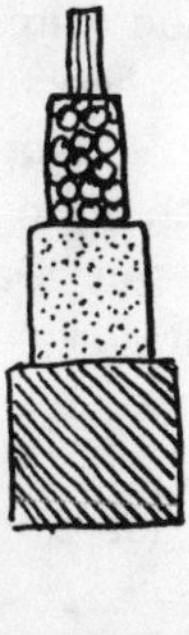

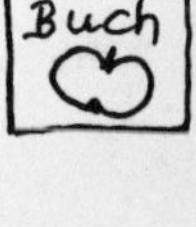

Liebe Mutter,

ein großes Ereignis steht dem Kind, Ihnen und der ganzen Familie bevor: der erste Geburtstag. Das Kind spürt ganz genau, daß etwas Besonderes im Gange ist, und fühlt sich auch als Mittelpunkt dieses Tages. Ein neues Spielzeug als Geschenk wird freudig begrüßt. Durch die besondere Zuneigung und Liebe aller Familienangehörigen merkt das Kind die Besonderheit dieses Tages.

Die Einhaltung der Mahlzeiten zur gewohnten Zeit ist gerade an diesem Tag besonders wichtig, um dem Kind echte Ruhepausen zu gönnen.

Kinder, die mit einem Jahr noch gestillt werden, zählen zu den Ausnahmen. Mütter, die noch genügend Milch haben, sollen ihr Kind auf jeden Fall noch stillen. Die Muttermilch ersetzt auch in diesem Lebensalter noch eine vollwertige Mahlzeit. Füttern Sie zusätzlich Frischkornbrei mit Obst, rohen Gemüsebrei und bei entsprechendem Hunger anschließend einen Getreidebrei. Wechseln Sie immer wieder die Getreide- sowie die Obst- und Gemüseart.

Kinder, die nicht mehr gestillt werden, bekommen morgens ihren Frischkornbrei mit Obst, mittags rohen Gemüsebrei und bei weiterem Appetit mit der Schale gekochte Kartoffeln, Getreidesuppe oder Getreidebrei. In die Suppe oder den Brei dürfen Sie jetzt einmal wöchentlich ein halbes rohes Ei aus biologischer Tierhaltung geben. Das ganze Ei wird in einer Tasse mit einer Gabel gut geschlagen, und davon wird die Hälfte unter die eßwarme Getreidesuppe oder den Getreidebrei gerührt.

Die Zwischenmahlzeit am Nachmittag besteht aus Obst,

ein- bis zweimal in der Woche mit Joghurt oder Sauermilch, Getreidekaffee, Kräutertee mit Rohmilch oder aus einer rohen ganzen Karotte, Kohlrabi, Gurke, Apfel o. ä. Das Kind hat schon etwa acht Zähnchen, vier Schneidezähne unten und vier oben, und kann damit schon kräftig von den rohen Lebensmitteln abbeißen. Geben Sie ihm auch öfters in der Woche eine altbackene Vollkornsemmel oder ein großes Stück altbackenes Vollkornbrot. Dieser Kanten Brot wird oft bis zu einer Stunde »bearbeitet«. Das gibt der Mutter Gelegenheit, mal eine Arbeit ohne Unterbrechung durchführen und trotzdem das Kind gut beobachten zu können.

Am Geburtstagsnachmittag darf das Kind an einem Stück Vollkornhefekuchen oder Vollkornkleingebäck wie z. B. Nußstangen, Rosinenbrötchen herumknabbern und lutschen. Der Abendbrei wird von vielen Kindern auch mit einem Jahr noch gern gegessen. Zur Abwechslung kann es ein Vollkornbutterbrot und weiches rohes Gemüse oder Obst, in Würfelchen geschnitten, selbst essen. Auch etwas Quark mit feingeschnittenen Kräutern oder ein Würfelchen Rohmilchkäse wird gern genommen. Legen Sie dem Kind immer nur einige Bröckchen von der beschriebenen Nahrung auf seinen Teller und lassen es selbst essen.

Gewöhnen Sie Ihr Kind immer mehr an die Mahlzeiten der Familie. Das eine oder andere vollwertige, leicht gewürzte Essen kann ihm, mit der Gabel zerdrückt, bereits gegeben werden. Beachten Sie besonders, daß es vor jeder Mahlzeit einen Teil Frischkost – rohes Gemüse oder Obst – bekommt. Sie können Ihrem Kind ab und zu auch zubereiteten Salat, wie ihn die übrige Familie ißt, geben. Voraussetzung ist jedoch eine ganz milde Würzung. Als Empfehlung für die Mutter: Nehmen Sie vor dem Anmachen des Salates einen Teil für Ihr Kind weg, und geben Sie es ihm kleingeschnitten, also ohne jegliche Zutat. Sie können dadurch den Durst Ihres Kindes stark reduzieren, denn zu starkes Salzen und Würzen erzeugt viel Durst.

*

Mit dieser Ernährung erhalten Sie auch die Zahngesundheit Ihres Kindes. Die Zähne sind von Natur aus für die Zerkleinerung der Nahrung gedacht. Damit soll eine möglichst große Angriffsfläche für die Verdauungssäfte geschaffen werden. Je gesünder und vollwertiger Sie sich vor oder während der Schwangerschaft ernährt haben, um so größer ist die Zahngesundheit Ihres Kindes. Bereits im dritten Schwangerschaftsmonat wurde die primäre Zahnanlage Ihres Kindes abgeschlossen. Wenn auch das Kind die ersten Zähne wieder verliert (ab sechs Jahre), sollte auf die Zahngesundheit des Milchgebisses besonderer Wert gelegt werden.

Die häufigsten Zahnerkrankungen beim Kind sind Karies und Zahnfehlstellungen. Karies kann durch vollwertige Ernährung weitgehend ausgeschaltet werden. Die Zahnfehlstellungen, die meistens mit Brustkorb- und Beckenverengung einhergehen, sind Degenerationserscheinungen, hervorgerufen durch Zivilisationskost bei den vorhergehenden Generationen.

Eine gesunde Erbmasse schützt fast ausnahmslos vor diesen Schäden. Die Zahnfehlstellungen können etwa ab dem zehnten Lebensjahr durch das Tragen einer Zahnspange korrigiert werden. Prof. Dr. Dr. Balters entwickelte dafür eine Zahnspange, den Bionator, die auf biotechnischen Erkenntnissen beruht. Es gibt praktizierende Fachzahnärzte, ehemalige Schüler von Prof. Balters, die nach dieser Methode mit großem Erfolg arbeiten.

Die Zahnkaries ist kein isolierter am Zahn auftretender Schaden, sondern beruht hauptsächlich auf Störungen des gesamten Stoffwechsels, hervorgerufen durch Zivilisationskost. Vor allem der Fabrikzucker, die Auszugsmehle und das erhitzte tierische Eiweiß in Milch, Fleisch und Fisch sind als Hauptbestandteil der Zivilisationskost für diese Schäden verantwortlich.

Solange wir die Nahrung, die die Natur uns bietet, unverändert und unzerstört genießen, kann an unseren Zähnen kein Schaden auftreten. Die Nahrung, die imstande ist, unsere Zähne bis ins hohe Alter gesund zu erhalten, garantiert auch die Gesundheit unseres gesamten Organismus.

Der amerikanische Zahnarzt Weston A. Price hat in jahrzehntelanger Forschungstätigkeit die Zusammenhänge von Ernährung und Gesundheit nachgewiesen. Zu diesem Zweck durchreiste er zwölf Jahre lang die ganze Welt, um die Ursachen der Zahnkaries zu finden. Er fand auf seinen Reisen Völker mit vollkommener Gesundheit und damit auch Zahngesundheit, die unter den verschiedensten Lebensbedingungen ihre Gesundheit über Jahrtausende erhalten konnten. In Gegenden, in denen sich die Menschen aus lebendigen Naturprodukten ernährten, also frische und unerhitzte Kost genossen, fand er gesunde Völker. Obwohl die einen vorwiegend Fleisch, vor allem Fisch, die anderen nahezu ausschließlich pflanzliche Produkte zu sich nahmen, also die unterschiedlichsten Ernährungsweisen vorlagen, waren Haupteigenschaften dieser Nahrung Natürlichkeit und Unzerstörtheit. Lange vor den wissenschaftlichen Forschungen zivilisierter Völker existierte bei diesen Naturvölkern ein jahrtausendealtes Ernährungswissen, das ihnen Gesundheit und immer wieder gesunde Nachkommen sicherte. Doch in erschreckend kurzer Zeit von nur wenigen Jahren konnte sich dieser Zustand ändern, wenn diese Völker ihre ursprünglichen Ernährungsgewohnheiten aufgaben und zu der in zivilisierten Ländern üblichen Kost übergingen. Damit war der Beweis erbracht, daß Gesundheit oder Krankheit entscheidend von den Ernährungsgewohnheiten abhängen.

Diese Erkenntnisse sind hier deshalb so herausgestellt, um Ihnen vor Augen zu führen, welchen gesundheitlichen Schaden Sie Ihrem Kind durch falsche Ernährung zufügen können. Ein Hauptfaktor in der Zerstörung kindlicher Gesundheit ist die Unwissenheit der Mutter über die schädlichen Auswirkungen bestimmter Nahrungsmittel der Zivilisationskost. Hier ein Beispiel, das jeder Mutter zu denken geben muß: Nach Aussage von Prof. Wetzel, Zahnmediziner an der Universität Gießen, leiden Zehntausende von Kleinkindern im Alter zwischen ein und drei Jahren durch den Genuß von stark gezuckerten Fertigtees an den Folgen der »Zuckerteekaries«. Durch das ständige Nuckeln dieses Tees, der für Kinder zur Beruhigung durch eine großangelegte Werbung empfohlen wurde, entstanden schlimmste Zahnschäden. Durch Fabrikzucker entstehende stark konzentrierte Säuren vermochten den Zahnschmelz, der härter als Stahl und mechanisch außerordentlich widerstandsfähig ist, aufzulösen. Unter Hinweis auf das bisher Gesagte muß nicht nur mit Zahn-, sondern auch anderen Organschäden gerechnet werden. Es stimmt einen doch sehr bedenklich, daß in unserer hochzivilisierten, verwissenschaftlichten Welt so etwas passieren kann.

*

Begehen Sie den ersten Geburtstag mit Ihrem Kind in großer Dankbarkeit. Freuen Sie sich über sein prächtiges Aussehen und Gedeihen. Dazu haben Sie mit der Selbstzubereitung der richtigen Nahrung sehr viel beigetragen. Mit der Vollwerternährung Ihres Kindes haben Sie den Grundstein für seine Gesundheit gelegt, auf dem Sie in den folgenden Jahren weiter aufbauen können.

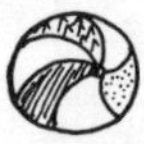

14. Ernährungsbrief

ALTER DES KINDES:
VIERZEHN MONATE

Liebe Mutter,

es gibt keine allgemeingültigen Regeln, wie lange ein Kind gestillt werden soll. Entscheiden Sie selbst nach Ihrer Intuition. Auch wird es vom Seelenleben des Kindes abhängen, wie lange es sich nach der Mutterbrust sehnt. Es ist nicht erwiesen, daß das Kind durch zu langes Stillen nicht von der Mutter loskommt und im späteren Leben unselbständig wird. Auf diesem Gebiet werden sehr unterschiedliche Meinungen vertreten.

Zweifelsohne wird es nur noch einen ganz geringen Prozentsatz von Müttern geben, die ihre Kinder jetzt noch stillen. In diesen Fällen wird das Kind meistens noch morgens gestillt. Die übrigen Mahlzeiten bekommt es in gleicher Qualität und Quantität wie das vollwertig ernährte, nicht gestillte Kind. Je nach Ihrem Wunsch und dem Trinkverhalten Ihres Kindes könnten Sie jetzt das Stillen beenden. Dazu müssen Sie nur Ihre eigene Trinkmenge einschränken und das Kind seltener anlegen. Wenn Sie bisher noch alle 24 Stunden einmal gestillt haben, dann dehnen Sie das Zeitintervall erst auf 36, dann auf 48 Stunden aus. Danach legen Sie das Kind nur dann noch zum Stillen an, wenn Ihre Brust gefüllt ist und spannt. Sie können zusätzlich nachhelfen, Ihre Milchmenge zu reduzieren, wenn Sie Salbeitee (eine Messerspitze getrocknete Blätter mit einem Viertelliter kochendem Wasser überbrühen, zehn Minuten ziehen lassen) trinken.

Es kann vorkommen, daß Ihr Kind von einer Mahlzeit auf die andere die Brust verweigert. Mehrere Versuche, das Kind wieder zum Trinken zu bewegen, können scheitern. Damit gibt das Kind zu erkennen, daß es jetzt der Mutterbrust entwachsen ist. Dieser Zeitpunkt kann aber auch schon mit neun Monaten eintreten, Regelaussagen können dazu nicht gemacht werden. Für Sie gibt es dann nur den Weg, mit der Milchpumpe abzustillen.

Dabei gehen Sie genauso wie beim natürlichen Abstillen vor. Die Brust wird dann abgepumpt, wenn sie gefüllt ist und spannt. Die abgepumpte Milch trinkt Ihr Kind bestimmt gern aus der Tasse. Werden die Zeitabstände des Abpumpens vergrößert, wird sich die Brust weniger oft füllen. Nach vierzehn Tagen bis drei Wochen wird die Milch ganz versiegen. Dieser allmähliche Abstillvorgang ist für Mutter und Kind naturgemäß, während die Abstillspritze mit Hormonpräparaten einen abrupten, nicht biologischen Vorgang darstellt.

Die übrigen Kinder, die vollwertig ernährt werden, erhalten weiter wie bisher als erste Mahlzeit den Frischkornbrei mit Obst. Mittags und abends essen sie jetzt immer öfters die gleichen Gerichte wie die Familie, und am Tisch haben sie ihren festen Platz. Voraussetzung für den Anschluß des Kindes an die Familienernährung ist die Gewährleistung von vollwertigen Mahlzeiten, wobei besonderer Wert auf das milde Würzen zu legen ist. Sollte die übrige Familie das Essen als zu schwach gewürzt empfinden, kann ja nachgewürzt werden, oder die Mutter sollte jeweils vorher einen entsprechenden Speiseanteil für das Kind zur Seite stellen. Weicht die Familienernährung öfters einmal von der einer vollwertigen Ernährung ab, dann bereiten Sie Ihrem Kind einen Getreidebrei, eine Getreidesuppe oder ein Kartoffelgericht. Mit wenig Zeitaufwand können Sie dies neben Ihrer anderen Kochtätigkeit schaffen. Damit ist gewährleistet, daß Ihr Kind in diesem Lebensalter keine unverträgliche Kost bekommt und gesundheitliche Störungen wie z. B. Magen- oder Darmbeschwerden ausgeschaltet werden.

Beachten Sie immer den elementaren Grundsatz, Kind und Familie sollen die Frischkost zu Beginn der Mahlzeit essen. Prägen Sie sich daher die Formel ein: »Frischkost voraus.« Prof. Kollaths Diät: »Iß zu Beginn jeder Mahlzeit Lebensmittel, und iß dich danach an erhitzten Nahrungsmitteln satt.« Für die Küchenpraxis der Mutter ist die Kollath-Tabelle (siehe Seite 152) ein wichtiges Hilfsmittel.

Als Zwischenmahlzeit können Sie jetzt Ihrem Kind abwechselnd Obst, Kräutertee, Getreidekaffee mit Rohmilch, Sauermilch, Joghurt, Vollkornbrot mit Butter oder altbackenes Vollkornbrot zum Knabbern und Beißen geben.

Wahrscheinlich wollen Sie Ihr Kind in künftigen Jahren auch vollwertig ernähren. Sollten Sie eine derartige Kost bei Ihrer Familie noch nicht ganz durchsetzen können, so lassen Sie nicht nach, immer öfter ein vollwertiges Gericht auf den Tisch zu bringen. Genügend praktische Anregungen finden Sie in meinem Koch- und Backbuch »Biologisch kochen und backen«, Econ Verlag, 4000 Düsseldorf, und in meinem Kochbuch für Kinder »Das große Bio-Kinderkochbuch«, Bioverlag gesundleben, 8959 Hopferau.

*

Durch widersprüchliche wissenschaftliche Veröffentlichungen und durch übermäßige Industriewerbung wird immer wieder versucht, die biologische Vollwerternährung in Frage zu stellen. Besonders werden Sie über den »großen gesundheitlichen Wert« des Fabrikzuckers informiert. Die Zuckerindustrie hat durch die Gleichsetzung des Begriffs »Zucker ist gleich Kohlenhydrat« zu dieser Verwirrung beigetragen. Vermeintliche gesundheitliche Aufklärung und Verführung werden in der Werbung so geschickt verflochten, daß unbefangene Menschen diesen Aussagen aus Unwissenheit Glauben schenken. Mit hohen Werbeetats versucht die Zuckerindustrie, die Bevölkerung hinters Licht zu führen. Tatsächlich gültige wissenschaftliche Erkenntnisse werden aus dem Zusammenhang herausgenommen und durch Verschweigen anderer Fakten falsche Vorstellungen geweckt. Das klingt dann folgendermaßen: »Im grünen

Blatt der Pflanze entsteht aus der Lichtkraft der Sonne der Zucker. Als wirksamer Energiestoff ist er vollkommen, absolut unentbehrlich und lebenswichtig«, oder: »Zucker ist aus Sonnenlicht im grünen Blatt der Pflanze entstanden. Zucker macht kräftig und aktiv. Zucker stärkt die Nerven. Zucker ist so gut, wie er schmeckt. Zucker erhält die Lebensfreude. Zucker ist reinster Kraftspender der Natur, lebensnotwendig für den schaffenden Menschen.«

Der Verbraucher glaubt, wie beabsichtigt, diese obengenannten Aussagen beziehen sich auf den Fabrikzucker: Weißen und braunen Zucker (Rohrzucker), Traubenzucker, Fruchtzucker, Malzzucker und Milchzucker. Da diese Aussagen aber auf Kohlenhydrate zutreffen und Fabrikzucker zur Gruppe der Kohlenhydrate zählt, fällt auch der wissenschaftlich gebildete Mensch dieser Verwirrung zum Opfer. Für unseren Organismus sind die Kohlenhydrate Hauptenergiespender, jedoch nicht der isolierte Zucker (= Fabrikzucker), sondern die kohlenhydratreichen Lebensmittel: sämtliche Obst-, Gemüse- und Getreidearten in natürlichem, unzerstörtem Zustand. Diese enthalten außer Kohlenhydraten auch Eiweiß, Fett und Vitalstoffe. Das erklärt den völlig anderen Wert und die völlig andere Wirkung dieser kohlenhydratreichen, unzerstörten Lebensmittel für unseren Organismus gegenüber dem Fabrikzucker, der ein zu 99,9 Prozent reines Kohlenhydrat ist. Die stillschweigende Gleichsetzung der kohlenhydratreichen Lebensmittel mit dem isolierten Kohlenhydrat Fabrikzucker ist unwissenschaftlich und gefährlich. Diese nicht unabsichtlich hervorgerufenen Begriffsverwirrungen führen zu einer Unzahl von Krankheiten: die ernährungsbedingten Zivilisationskrankheiten. Der isolierte Zucker ist nicht nur ein präpariertes Nahrungsmittel, sondern infolge seines süßen Geschmacks ein Genußmittel. Jedes einfache Nahrungsmittel kann durch Süßung mit Fabrikzucker in ein Genußmittel verwandelt werden. Daraus können Sie ersehen, wie weit sich das isolierte Kohlenhydrat Fabrikzucker von einem kohlenhydratreichen Lebensmittel wie Obst, Gemüse und Getreide, die natürlichen Zucker enthalten, unterscheidet.

Das starke Verlangen des Kindes nach Süßem wird ihm schon teilweise in die Wiege gelegt, wenn es mangels Muttermilch oder aus anderen Gründen Säuglingsfertignahrung erhält. Bereits in diesen ersten Lebenstagen wird für das spätere Leben die Abhängigkeit von Fabrikzucker mit all seinen schädlichen Auswirkungen gelegt. Da es sich hier um die Anfänge einer Sucht handelt, können Sie ermessen, wie schwer es Mütter haben, ihre Kinder von dem angebotenen Zuckernaschwerk abzubringen und Vollwertkost einzuführen. Selbstverständlich will ein Kind des ausgeprägten Geschmacksinns wegen auch Süßes essen. Der natürliche Zucker, wie er z. B. im Obst vorkommt, befriedigt dieses Verlangen. Fabrikzucker, rein oder in Naschwerk und süßen Getränken (Fruchtsäfte, Limonade, Cola-Getränke) versteckt, stillt nicht das Verlangen nach Süßem, sondern weckt wie oben beschrieben die Zuckersucht.

*

Ihr Kind wird meist schon einige Schritte frei laufen und einige Zeit frei stehen können. Es spricht vorgesagte Worte nach, die in irgendeiner Beziehung zu seiner Erlebniswelt stehen, und setzt diese gezielt ein.

Die ersten Backenzähne melden sich im Ober- und Unterkiefer oft gleichzeitig. Die Persönlichkeit beginnt sich zu entfalten, und es versucht bereits, seinen Willen durchzusetzen. Wenn es gar nicht anders geht, mit Geschrei. Mit begütigenden Worten und innerer Ruhe können Sie es jederzeit ablenken. Je nach Temperament Ihres Kindes werden Sie öfter einen Kraftakt mit Ihrem Kind zu bestehen haben, den Sie jedoch immer lächelnd meistern werden.

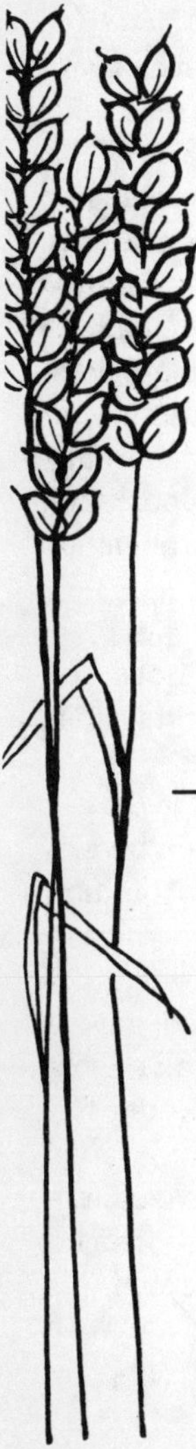

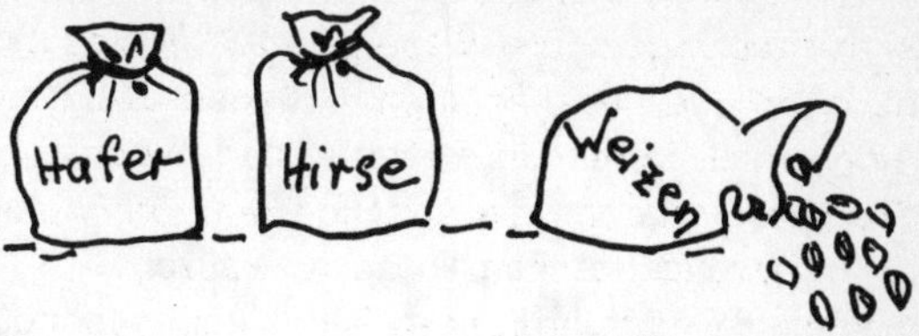

15. Ernährungsbrief

ALTER DES KINDES:
SECHZEHN MONATE

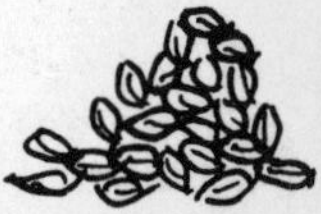

Liebe Mutter,

soweit Ihre ganze Familie ausschließlich Vollwertkost ißt, brauchen Sie für Ihr Kind meistens kein besonderes Essen mehr zuzubereiten. Geben Sie Ihrem Kind von allen Gerichten, die es noch nicht kennt, nur kleinste Portionen, und testen Sie dessen Reaktion. Sie sollten auf alle Fälle scharf gewürzten Salat und Speisen, ebenso stark gebratene oder überbackene Gerichte vorerst weglassen. Auch bei Gebäck wie Kuchen und Torten aus Vollkornmehl ist noch Zurückhaltung geboten. Leichtes, einfaches Vollkornhefegebäck jeder Art bekommt Ihrem Kind am besten.

Von der gesamten Tagesnahrungsmenge des Kindes soll mindestens die Hälfte aus unerhitzten Lebensmitteln bestehen. Dazu zählen Frischkornbrei, rohes Gemüse, Salate und Obst. Bei der Frischkost – Gemüse, Salate und Obst – sollte der Gemüse- und Salatanteil überwiegen. Wie bereits beschrieben, verwenden Sie immer Gemüse, das über und unter der Erde wächst. Milch und Milchprodukte reichen Sie dem Kind weiterhin in mäßigen Mengen und nach Möglichkeit unerhitzt. Sie werden zwar suchen müssen, in welchen Läden Sie diese Produkte bekommen. Diese Lebensmittel werden Sie am ehesten in Reformhäusern oder Naturkostläden finden: Rohmilch, rohe Sauermilch, rohen Quark, rohen Käse. Auch der mäßige Verzehr von Eiern (aus biologischer Hühnerhaltung) ist jetzt für Ihr Kind erlaubt. Bedenken Sie aber, daß in manchen Gerichten und Backwaren schon Eier enthalten sind, also eine zusätzliche Gabe eines halben rohen Eies nur gelegentlich empfehlenswert ist.

Wenn Sie Ihr Kind vollwertig ernähren, ist der Verzehr von Fleisch, Fisch und Wurst unnötig. Die Eiweißaufbaustoffe sind, wie bereits beschrieben, im Getreide, Gemüse, Salat und Obst in nativer (= unerhitzter) Form enthalten. Eine noch so große Menge erhitzten Eiweißes tierischer oder pflanzlicher Herkunft kann dieses native Eiweiß nicht ersetzen.

Eiweißgehalt der verschiedenen Getreidearten in g pro 100 g

Hafer	12,6	Gerste	10,6
Weizen	11,7	Hirse	10,6
Roggen	11,6	Mais	9,2
Grünkern	11,6	Naturreis	7,4

Sämtliche Eiweißbedarfsrechnungen der alten Ernährungslehre sind mit erhitztem Eiweiß erstellt. Die benötigte Menge unerhitzten Eiweißes ist im Vergleich zu diesen Berechnungen wesentlich geringer und darüber hinaus gesundheitlich wertvoller. Lassen Sie sich gerade in diesem Punkt nicht von falschen Aussagen, auch wenn sie von Medizinern oder Ernährungswissenschaftlern stammen, verunsichern. Diese Theorien der alten Ernährungslehre sind längst überholt und durch neueste wissenschaftliche Forschungsergebnisse widerlegt.

Einen einfachen Maßstab, wieviel Prozent Eiweiß die Natur für den Säugling als optimal vorgesehen hat, liefert uns die Muttermilch. Mit einem Eiweißgehalt von 1,4 bis 2 Prozent werden ihm mit dem einzigen Lebensmittel Muttermilch alle wichtigen Eiweißbaustoffe zugeführt. So verdoppelt der Säugling im Laufe des fünften Monats sein Geburtsgewicht und hat es mit etwa einem Jahr verdreifacht. Die ausreichende Eiweißversorgung in dieser wichtigen Aufbau- und Wachstumszeit, die einmalig im Hinblick auf die körperliche und geistige Entwicklung ist, wird durch die Vollkommenheit der Natur gewährleistet. Die unsinnige Eiweißtheorie der alten Ernährungslehre wird dadurch widerlegt. Warum sollte gerade in der Startphase der kindlichen Entwicklung so wenig Eiweiß benötigt werden, wenn es nicht von der Natur für ausreichend erachtet würde? (Erwachsene, die keinen Aufbau-, sondern nur einen Erhaltungsstoffwechsel haben, benötigen eher weniger Eiweiß.)

Grundsätzlich ist nicht von Belang, welche Menge Eiweiß, Eisen, Kalzium, Kalium, Magnesium usw. in den einzelnen Lebens- und Nahrungsmitteln enthalten ist. Wichtig ist nur, ob das Kind diese Inhaltsstoffe verwerten kann, und das wiederum ist abhängig von der Zusammensetzung seiner Nahrung. Bei einer vitalstoffreichen Vollwertkost braucht sich die Mutter um die ausreichende Versorgung mit allen lebenswichtigen Nähr- und Vitalstoffen und deren Verwertbarkeit im kindlichen Organismus nicht zu kümmern.

Vom Wurstverzehr des Kleinkindes ist dringend abzuraten. Wurst enthält zuviel künstliche Beimengungen, die den kindlichen Organismus stark belasten. Aufgrund des vorher Gesagten muß es jeder Mutter selbst überlassen bleiben, ob sie ihrem Kind Fleisch oder Fisch gibt. Möchte Ihre Familie trotz Vollwertkost auf diese Nahrungsmittel nicht verzichten, sollte statt der üblichen Fleischqualität Ware aus biologischer Tierhaltung in stark eingeschränktem Maße gegeben werden.

*

In der üblichen Zivilisationskost ist ein weiterer entscheidender Krankheitsfaktor das Auszugsmehl. Darüber müssen Sie genau Bescheid wissen, um gesundheitlichen Schaden aus dieser Nahrungsquelle von Ihrem Kind fernzuhalten.

Jahrtausende hat die Getreidenahrung eine zentrale Rolle in der Ernährung der Völker gespielt. Bis zum 19. Jahrhundert wurde jegliches Getreidegericht, ob aus Weizen, Roggen, Gerste, Hafer, Hirse oder Naturreis, auf der ganzen Welt aus dem vollen Korn bereitet. Die Entwicklung der Technik ermöglichte es, den Getreidekeim und die Randschichten vor dem Mahlprozeß zu entfernen. Der somit übriggebliebene innere Stärkekern des Getreides ergibt nach dem Mahlprozeß das Auszugsmehl. Weizen wird zu Weißmehl, Roggen zu Schwarz- oder Graumehl gemahlen, die dann zu Weiß- bzw. Schwarz- oder Graubroten verbacken werden. In der biologischen Wertigkeit besteht zwischen dem Auszugsmehl aus Weizen und dem Auszugsmehl aus Roggen kein wesentlicher Unterschied. Beide sind minderwertig und vitalstoffarm, ebenso alle daraus hergestellten Produkte, wie Brote, Back- und Teigwaren.

Erst durch die Vitaminforschung wurde Jahrzehnte später nachgewiesen, daß auch wichtigste Vitalstoffe verlorengehen, wenn der Getreidekeim und die Randschichten entfernt werden (siehe Tabellen Seite 46 und Seite 92).

Das ganze Getreidekorn enthält so viel Vitamin B_1, daß dieses der Hauptlieferant für Vitamin B_1 in der menschlichen Nahrung sein kann. Für den normalen Ablauf des menschlichen Kohlenhydrat-Stoffwechsels ist Vitamin B_1 nicht nur notwendig, sondern unentbehrlich.

Außer Vitamin B_1 sind im Getreidekeim auch andere Vitamine des B-Komplexes enthalten: B_2, B_6, Pantothensäure, Nikotinsäureamid, Folsäure und Biotin. Weiter finden sich noch Karotin, Vitamin E, Vitamin K, Inosit und in den Randschichten die Mineralien Kalium, Kalzium, Magnesium, Phosphate sowie die Spurenelemente Kieselsäure, Eisen, Zink, Mangan, Kupfer, Bor, Aluminium, Selen, Molybdän, Nickel, Arsen, Fluor, Jod, Kobalt, Chrom, Blei, Brom, Zinn, Titan und Silber.

Das Getreidekorn besteht vorwiegend aus Stärke, die ausschließlich im weißen Mehlkern enthalten ist. Es wird deshalb zur *Gruppe* der Kohlenhydrate gerechnet. Da es aber auch Eiweiß, Fett und Vitalstoffe enthält und die Bedeutung dieser Stoffe bekannt ist, kann es nicht nur als

Kohlenhydrat bezeichnet werden. Weißmehl ist ein isoliertes Kohlenhydrat ebenso wie der Fabrikzucker. Vollkornmehl gehört zur Gruppe der Kohlenhydrate wie auch Obst und Gemüse. In einer Vielzahl »wissenschaftlicher« Abhandlungen zu Ernährungsfragen ist jedoch immer nur von Kohlenhydraten die Rede, ohne im einzelnen zu erklären, welches kohlenhydrathaltige Lebens- bzw. Nahrungsmittel gemeint ist. Die Verwendung des Sammelbegriffs Kohlenhydrate für Lebens- bzw. Nahrungsmittel, die sich in der Auswirkung auf die Gesundheit grundlegend unterscheiden, ist unexakt, unwissenschaftlich und führt zur Irreführung bei Laien und Ratsuchenden. Bei ihnen wird der Eindruck erweckt, als sei es gleichgültig, ob sie sich eine bestimmte Menge Kohlenhydrate in Form von Kartoffeln oder Stärkemehl, als Vollkornbrot oder Weiß-, Schwarz-, Graubrot, als süßes Obst und Gemüse oder als Fabrikzucker zuführen. Die erstgenannten Aufzählungen sind als ganze, unzerstörte Naturprodukte die Ursache der Gesundheit, letztere sind denaturierte Nahrungsmittel und führen zu Gesundheitsschädigungen. Diese zweideutige Auslegungsmöglichkeit des Sammelbegriffs Kohlenhydrat, aus dem sich nützliche und schädliche Ratschläge gleichermaßen ableiten lassen, wird von der Werbung auch zur Irreführung breiter Bevölkerungsschichten ausgiebig benützt.

Für Sie als Mutter und Hausfrau ist es äußerst wichtig, zu wissen, daß mit Hilfe einer Haushaltsgetreidemühle jede Art Vollkornmehl selbst frisch gemahlen werden kann. Bei der Zubereitung der Vollkornbreie und des Frischkornbreis für Ihr Kind haben Sie bereits Erfahrungen im Umgang mit einer Getreidemühle gesammelt. Ob Sie das Getreide grob oder fein mahlen, ist für die Erhaltung der Inhaltsstoffe unerheblich.

Entscheidend für den gesundheitlichen Wert aller Speisen aus gemahlenem Getreide ist das frische Mahlen unmittelbar vor der Verwendung. Lufttrocken gelagert, ist das ganze Getreidekorn jahrelang haltbar. Im gemahlenen Zustand jedoch verliert es mit fortschreitender Zeit seinen gesundheitlichen Wert, weil Vitalstoffe des Getreidekeims mit dem Luftsauerstoff reagieren und Verbindungen eingehen. Die Oxydation der Fettsäuren läßt das Mehl ranzig werden. Deshalb sollte das Vollkornmehl gleich nach dem Mahlvorgang verarbeitet werden. Vollkornmehl ist nicht lagerfähig!

Alle aus Vollkornmehl hergestellten Brote, Kuchen, Torten und Gebäcke sind Vollkornprodukte. Sollten Sie diese Nahrungsmittel nicht selbst backen, achten Sie bitte beim Kauf auf den Hinweis der Verwendung des ganzen Korns und des daraus frisch gemahlenen Mehles. Viele Bäckereien besitzen bereits eigene Getreidemühlen und backen neben dem herkömmlichen Weiß-, Schwarz- oder Graubrot auch Vollkornbrot. In Reformhäusern, Naturkostläden und Drogerien ist dieses echte Vollkornbrot auch erhältlich und besonders gekennzeichnet.

*

Ihr Kind ist nun ein selbständiger, kleiner Mensch geworden. Er kann laufen, hat einen ausgeprägten Willen und gibt seinen Unwillen deutlich zu erkennen. Seine Umwelt interessiert ihn, und jeden Tag gibt es neue Entdeckungen. Räumliche Begriffe wie oben und unten, vorn und hinten sind ihm geläufig. Der Spieltrieb ist ausgeprägt, aber das Aufräumen der Spielsachen muß natürlich noch die Mutter besorgen.

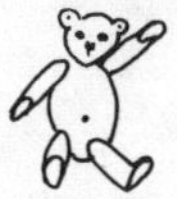

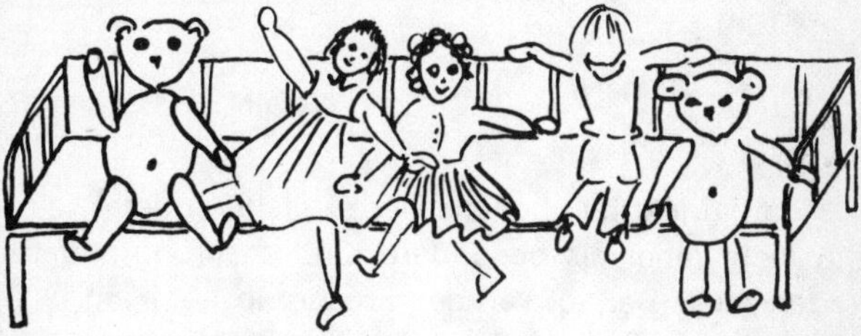

16.
Ernährungsbrief

ALTER DES KINDES:
ACHTZEHN MONATE

Liebe Mutter,

Ihr Kind hat jetzt ein Lebensalter erreicht, in dem die Nahrung nicht mehr als besondere Kindernahrung zubereitet werden muß. Bei vollwertiger Ernährung der Familie wird das Kind ganz in den Speisenplan miteinbezogen. Seine Nahrung unterscheidet sich nur in der Quantität von der erwachsener Familienmitglieder. Der allmähliche Übergang von der Säuglings- zur Erwachsenenkost ist jetzt vollzogen. In eineinhalb Jahren ist die Überleitung von der flüssigen zur breiförmigen, dann zur gröber strukturierten und nun zur Vollwertkost der Erwachsenen erfolgt. Lediglich das Füttern muß die Mutter noch übernehmen. Selbstverständlich ißt Ihr Kind zubereitete Brot-, Obst- und Gemüsehappen mit den Fingern und empfindet dabei echte Eßfreude.

Ihr Kind hat nun schon acht Schneidezähne und vier Backenzähne. Vier Eckzähne brechen jetzt allmählich durch. Bis die letzten vier Backenzähne das Gebiß vervollständigen, dauert es etwa noch ein halbes Jahr. Dann ist das Milchgebiß mit seinen zwanzig Zähnen vollständig. Fördern Sie seine ausreichende Beanspruchung! Die Kaumuskulatur kann nur durch kräftiges Kauen gut durch- und ausgebildet werden. Das erreichen Sie am besten durch Verabreichung von abwechslungsreicher, vollwertiger Kost. Das Bedürfnis des Kindes, alles in den Mund zu stecken und zu kauen, wird durch kräftige und feste Kost wie ein großes Stück Apfel, Karotte, Gurke, Kohlrabi voll befriedigt. Ein herzhafter Kanten altbackenes Vollkornbrot oder Vollkornbrötchen ist nützlich für Gebiß und Gesundheit. So können sich kräftige Milchzahnwurzeln entwickeln. Die Ausbildung eines kräftigen, breiten Kiefers, in dem später die größeren, bleibenden Zähne, die sich unter den Milchzähnen im Kiefer entwickeln, ausreichend Platz finden, ist damit gewährleistet. Das Milchgebiß ist nicht nur für die gesunde Entwicklung der bleibenden Zähne verantwortlich, sondern hat auch für die Formung eines schönen, ebenmäßigen Gesichtes und einer einwandfreien Sprache Bedeutung.

Das Reinigen der Zähne übernimmt in diesem Lebensalter eine kräftige, vollwertige Nahrung. Erst im Alter von zwei bis drei Jahren wird die Reinigung mit der Zahnbürste begonnen. Abbeißen und Kauen kräftiger, vollwertiger Nahrung beugt auch dem Ansatz von Zahnstein und Verfärbungen vor. Auch die Zahnwurzeln werden dadurch länger, und die Zähne sind aus diesem Grund stärker belastbar. Beobachten Sie Ihr Kind mit einem heimlichen Blick, wie versunken und konzentriert es sich mit der Nahrungsaufnahme beschäftigt!

*

Hier noch einige grundsätzliche Ausführungen zur Sättigungswirkung der Vollwertkost: Die Sättigungswirkung eines Lebensmittels ist sehr schwer zu messen, weil sie von einer Anzahl verschiedener Größen abhängig ist. Die Beschaffenheit eines Lebensmittels und die damit verbundene Kaudauer beim Verzehr ist eine wichtige Einflußgröße. Lassen Sie deshalb Ihrem Kind jetzt auch reichlich Zeit, die von Ihnen gefütterte Nahrung genügend zu kauen. Die vollwertige Kost zwingt gegenüber der Normalkost zu einem intensiveren Kauvorgang, der mit mehr Speichelabsonderung verbunden ist. Damit werden eine bessere Magenfüllung und ein größeres Sättigungsgefühl erreicht. Ein Kind, das gut kauen lernt, kommt gegenüber einem oberflächlich kauenden mit weniger Nahrung aus. Zerkleinerte, raffinierte und gekochte Nahrung kann in kürzerer Zeit mit weniger Anstrengung in größeren Mengen gegessen werden. Dabei wird der natürliche Sättigungsmechanismus überspielt, es wird zuviel Nahrung aufgenommen. Lebensmittel von hoher Qualität stehen über der Quantität minderwertiger Nahrung.

*

Besondere Bedeutung bei der Nahrungszubereitung kommt dem Süßen zu. Hier einige sichere Anleitungen, wie man ohne Fabrikzucker auskommen kann. Oberster Grundsatz ist, Zucker als isoliertes Kohlenhydrat vollkommen zu meiden. Dafür steht der Mutter Honig als eines der natürlichsten Lebensmittel zur Verfügung. Gleichzeitig ist Honig Heilmittel und seit Jahrtausenden geschätzt und bekannt. Er eignet sich vorzüglich für die Süßung aller Speisen, Backwaren und Getränke. An wichtigen Inhaltsstoffen enthält der Honig natürlichen Fruchtzucker und Traubenzucker. Dieser steht im Gesundheitswert im krassen Gegensatz zu dem in der Fabrik hergestellten Frucht- und Traubenzucker. Der Honig enthält in reinem, unerhitztem Zustand wichtige Inhaltsstoffe wie Vitamine, Mineralien, organische Säuren, Duftstoffe, Inhibine, Hormone, Aminosäuren und Fermente. Inhibine sind antibakterielle Stoffe, die schädliche Bakterien wirkungslos machen können. Man kann die Entstehung des Honigs als Naturwunder bezeichnen, und er sollte deshalb immer für Säugling und Kleinkind in seiner ursprünglichsten Art verwendet werden. Der Honig verliert einen Teil seiner Wirkstoffe, wenn Sie ihn über 40° erhitzen. Kaufen Sie für Ihr Kind beste Honigqualitäten beim Imker, im Reformhaus, Naturkostladen oder in der Drogerie.

Der Honig als wertvolles Lebensmittel sollte mit Vernunft verwendet werden. Er ist ein konzentriertes Süßungsmittel und für das Kind nur in kleinen Mengen zu verwenden.

Ist bei der Vollwertkost zusätzliche Süße erforderlich und diese nicht mit Obst zu erreichen, sollte mit unerhitztem Honig gesüßt werden. Vermeiden Sie, Ihrem Kind Honig unverdünnt mit dem Löffel zu geben. Das könnte auch eine Schädigung der Zähne hervorrufen. Zu stark durch Honig gesüßte Getränke führen bei empfindlichen Kindern zu Durchfällen.

Zwei Arten von Honig sind zu unterscheiden, der Blüten- und der Blatthonig. Der Blütenhonig wird aus dem Blütenstaub verschiedenster blühender Pflanzen von den Bienen aufbereitet. Er hat eine helle Farbe und wird bis auf wenige Ausnahmen sehr schnell fest. Der dunklere Honig, Wald- oder Blatthonig genannt, kristallisiert wesentlich langsamer. Er entsteht aus Pflanzensäften, die Blattläuse aus den Nadeln und Blättern von Waldbäumen saugen und diese teilweise unverdaut wieder auf die Blätter entleeren. Die Bienen sammeln diesen Saft und wandeln ihn in Honig um.

*

Der Wortschatz Ihres Kindes ist jetzt schon so groß, daß es die Gegenstände seiner Umgebung genau bezeichnet. Die Bildung von Doppelwörtern gelingt auch schon. Sprechen Sie mit Ihrem Kind nicht in einer verstümmelten Kindersprache, es sollte die Wörter immer wieder richtig in der Erwachsenensprache hören, um sie mit der Zeit dann richtig auszusprechen.

Wenn Sie Ihr Kind mit Hilfe der Vollwertkost gesunderhalten konnten und Sie ein geistig gut entwickeltes, munteres, lebhaftes Kind um sich haben, dann ist das der schönste Dank für Ihre Mühe, die Sie sich um sein Wohlergehen machten.

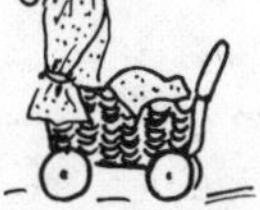

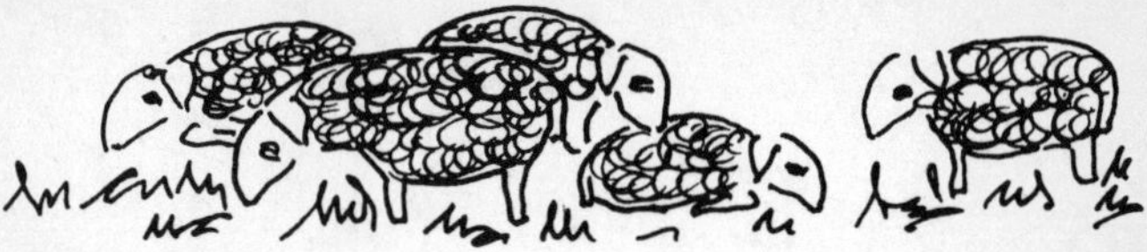

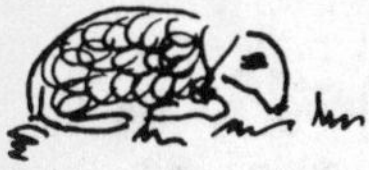

17. Brief

DIE GESUNDE KLEIDUNG DES SÄUGLINGS UND KLEINKINDS

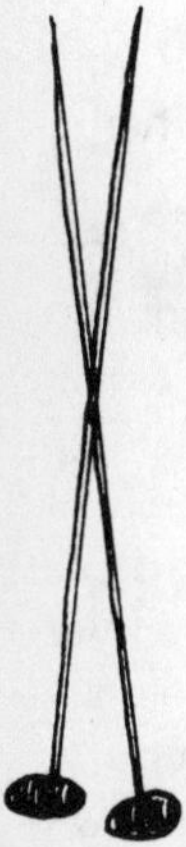

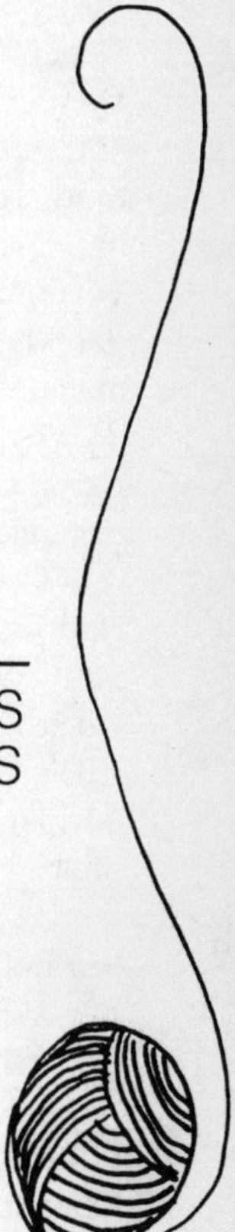

Liebe Mutter,

Gesundheit und Wohlbefinden Ihres Kindes hängen auch stark von seiner Kleidung sowie der Ausstattung von Babykorb und Bettchen ab. Tag und Nacht umhüllen Sie Ihr Kind, sorgen damit für einen ausgeglichenen Wärmehaushalt und beeinflussen so seine Gefühle. Durch das stärkere Vordringen synthetischer Fasern erscheint es notwendig, der Mutter Anhaltspunkte und Richtlinien für eine zweckmäßige und gesundheitsförderliche Kleidung zu geben.

Zwei Hauptarten von Textilfasern sind zu unterscheiden:

Natürliche Fasern: Baumwolle, Leinen, Wolle und Seide.

Künstliche Fasern: Chemiefasern aus natürlichen und synthetischen Rohstoffen.

Nach ihrer Herkunft sind Baumwolle und Leinen Pflanzenfasern (Kohlenhydrate), Wolle und Seide Tierfasern (Eiweiße).

Die synthetischen Fasern sind aus chemischen Verbindungen, gewonnen aus Erdöl, Erdgas oder Kohle, hergestellt.

Hier soll nicht näher auf die verschiedensten Eigenschaften beider Hauptfaserarten eingegangen werden, sondern der Mutter soll das Wesentliche einer natürlichen Kleidung erklärt werden.

Seit Jahrtausenden haben die Menschen nur Kleidung aus natürlichen Fasern getragen. In jüngster Zeit wurde die Chemiefaser erfunden, die schnell auf der ganzen Welt Verbreitung fand. Dazu haben hauptsächlich die Pflegeleichtigkeit und später dann ein günstiger Preis wesentlich beigetragen. Vollkommen unbeachtet blieb jedoch die Einwirkung der Chemiefaser auf die menschliche Gesundheit. Wenngleich es noch keine wissenschaftlichen oder industriellen Meßgeräte zur Feststellung der Trageeigenschaften von Natur- und Chemiefasern gibt, kann jeder Mensch sein eigenes Meßgerät sein. Individuell kann herausgefunden werden, wie angenehm oder unangenehm Natur- oder Chemiefasern das menschliche Befinden bei Tag und Nacht beeinflussen. Jeder einzelne muß sich in diesem Fall auf sein Gefühl verlassen. Allerdings muß eingeräumt werden, daß der moderne Mensch teilweise ein sehr stark eingeschränktes Gefühlsempfinden hat, verdrängt durch Umweltbelastungen, Streß und dergleichen. Feine Gefühlsunterschiede können oft überhaupt nicht mehr wahrgenommen werden. Irgendwelche körperlichen Beeinträchtigungen werden als gegebene Tatsache hingenommen und verschwinden aus dem Bewußtsein.

Das Neugeborene bringt noch unverbildete Gefühle mit auf die Welt. Eine unnatürliche Kleidung aus Chemiefasern kann deshalb sein körperliches Wohlbefinden mehr oder weniger stark beeinträchtigen. Das kann sich in Weinen, Unruhe, allergischen Hautreaktionen und Wundsein äußern. Die Haut als wichtiges Stoffwechselorgan des menschlichen Körpers muß störungsfrei arbeiten können, insbesondere atmen. Ausscheidungen der Haut müssen abgeleitet und nicht wieder durch unzweckmäßige Kleidung in die Haut zurückgeleitet werden. Daraus ersehen Sie die große Bedeutung, die eine Kleidung aus natürlichen Fasern für Ihr Kind hat. Seine Unzufriedenheit kann es Ihnen noch nicht durch Worte mitteilen, sondern nur durch Reaktionen ausdrücken, die aber auch auf andere körperliche Vorgänge zurückgeführt werden könnten.

Aufgrund dieser Erkenntnisse aus langer praktischer mütterlicher und ärztlicher Erfahrung kann Ihnen nur der eine Rat gegeben werden: Achten Sie darauf, daß die Kleidung Ihres Kindes möglichst aus Naturfasern besteht wie Wolle, Seide, Leinen und Baumwolle. Wahrscheinlich finden

Sie diese natürliche Kleidung nicht in allen Textilfachgeschäften. Es gibt jedoch Spezialhäuser und -versender für Naturtextilien. Die jeweiligen Adressen finden Sie in den kostenlosen Kundenzeitschriften der Reformhäuser und Naturkostläden.

Aus Bequemlichkeitsgründen sollten Sie sich nicht mit Mischgeweben, in denen Chemie- mit Naturfasern verarbeitet sind, zufriedengeben.

Es soll nicht unerwähnt bleiben, daß Kleidung aus Naturfasern teurer ist gegenüber der aus Chemie- und Mischfasern. Kaufen Sie deshalb auch hier genau wie bei der Ernährung Qualität vor Quantität. Der höhere Preis der Naturtextilien wird durch länger haltende, strapazierfähigere Kleidungsstücke aufgewogen. Durch eigenes Stricken und Nähen können Sie aus preiswerten, natürlichen Grundmaterialien selbst Kleidung für Ihr Kind herstellen.

Im folgenden erhalten Sie nun praktische Ratschläge, welche Beschaffenheit Kinderkleidung, Bettchen und dessen Ausstattung haben sollen.

Windeln:
Das geeignetste Material ist immer noch Baumwolle. Das Auskochen geschieht zweckmäßigerweise in biologisch abbaubaren und umweltfreundlichen Waschmitteln, denn diese sind am hautverträglichsten. Verwenden Sie Papierwindeln nur in besonderen Ausnahmefällen.

Windelhose:
Am hautfreundlichsten sind Windelhosen aus reiner Wolle. Wolle kann bis zu 40 Prozent ihres Eigengewichts an Feuchtigkeit aufnehmen, ohne sich feucht anzufühlen. Mit sechs bis acht Windelhosen kommen Sie gut über die Säuglingszeit. Später passen diese Hosen auch dem Kleinkind ohne Windeln. Windelhosen gänzlich aus Gummi oder Plastik sind nicht zu empfehlen, Ihr Kind würde in einem Milieu wie in einem nassen Plastiksack liegen. Gummihös-

chen aus Baumwolle, an den hauptsächlich beanspruchten Stellen aus einem Gummi-Baumwoll-Gemisch, sind noch akzeptabel. Beim älteren Säugling können Windelhöschen in Slipform aus Plastik, die seitlich mit einem Gummiband zusammengehalten werden, Verwendung finden. Wegen ihrer Kleinflächigkeit ist die Gefahr einer Hautunverträglichkeit gering.

Unterjäckchen:
Sie sollten grundsätzlich aus feiner, weicher Wolle sein und werden wöchentlich zweimal jeweils anläßlich eines Bades (das auch nicht öfter sein soll) gewechselt. Es genügen zwei Unterjäckchen in der ersten Größe und zwei in der übernächsten.

Schlupfjäckchen, Pullover, Ausfahrgarnitur, Schlafanzug, Strampelhosen:
In der Übergangs- und kalten Jahreszeit wird Wolle empfohlen, in der wärmeren Baumwolle.

Schlaf- oder Strampelsack:
Wichtig ist eine Füllung aus reiner Schafschurwolle. Der Bezugs- und Futterstoff soll aus Baumwolle sein. Andere Materialien sind ungeeignet. Sie sollten auf keinen Fall Chemiefasern in Kauf nehmen.

Schuhe:
Für den Anfang sind Bettschuhe aus reiner Schafschurwolle geeignet, später aus Schurwolle mit einer Filzsohle und für das Krabbel- und Laufalter biegsame, weiche Lederschuhe, die zwar den Fuß gut umschließen, jedoch nicht einengen.

Matratzen für Korb, Kinderwagen und Bett:
Hier sind einteilige Roßhaar-, Kapok- oder Seegrasmatratzen zu empfehlen. Sollte eine Auflage aus Schafschurwolle

nicht eingearbeitet sein, wird empfohlen, ein Schaffell als zusätzliche Auflage zu verwenden. Zu jeder Jahreszeit erzeugt ein Schaffell wohlige, ausgeglichene Temperaturen um das Kind.

Kopfkissen:
Der Säugling benötigt kein oder nur ein sehr flaches Kopfkissen, das mit Wolle, Seide oder Roßhaar gefüllt ist. Der Inlettbezug ist aus Baumwolle.

Einziehdecke oder Oberbett:
Die Füllung sollte wieder aus unbehandelter reiner Schafschurwolle oder Seide bestehen, der Bezug aus Macotricot.

Wolldecke:
Sie sollte aus unbehandelter, reiner (= ohne Behandlung mit Chemikalien) Schafschurwolle, Lamahaar oder jeweils diesen Materialien, gemischt mit Mohair, sein.

Bettwäsche:
Das optimale Material dafür ist Wildseide. Daraus können Sie selbst Bettwäsche sehr preiswert nähen. Aber auch Leinen und Baumwolle erfüllen den Zweck vollauf. Meiden Sie auch hier alle Mischgewebe.

Wiege, Korb und Bettchen:
Alle Gestelle sollten nur aus Naturmaterialien wie Holz oder Rohr, jeweils naturbelassen oder mit giftfreien Lacken, Farben, Beizen oder Wachsen behandelt, sein.

Wollkleidung und Seidenbettwäsche brauchen weniger oft gewaschen zu werden als Textilien aus Baumwolle, denn Wolle und Seide weisen Schmutz und Bakterien deutlich ab. Wollsachen werden eingeweicht und anschließend mit der Hand in lauwarmem Wasser mit wenig Waschmittel

(Biopflegemittel) leicht ausgedrückt. Bei Maschinenwäsche würde die Gewebestruktur völlig zerstört werden. Bettwäsche aus Wildseide kann nach dem Einweichen bei 30° mit wenig Waschmittel in der Maschine gewaschen werden. Wolldecke, Schaffell und Einziehdecke regenerieren sich am besten durch gutes Lüften im Freien (nur im Schatten oder in der Kühle der Nacht).

Falls Ihnen diese Ausführungen über Naturtextilien vollkommen neu sind und Sie Ihre Babyausstattung schon teilweise oder vollständig gekauft haben, sollten Sie versuchen, wenigstens in wichtigen Teilbereichen umzudenken. Alles, was das Kind direkt auf der Haut trägt, sollte wenigstens aus natürlichen Fasern hergestellt sein. Auch alles, was Sie in Zukunft neu hinzukaufen, sollte aus Naturfasern sein.

Versuchen Sie, einen Kompromiß aus finanzieller Möglichkeit und eigener Einstellung zur Natürlichkeit der Kleidung Ihres Kindes zu finden. Begnügen Sie sich lieber mit einem Weniger an Kleidungsstücken von hoher Qualität! Sie erweisen damit Ihrem Kind einen viel wichtigeren gesundheitlichen Dienst, als wenn Sie dem Auge zuliebe billigere, jedoch zahlreichere Kleidungsstücke aus Chemiefasern anschaffen würden. Wie bei der Ernährung gilt auch hier der Grundsatz:

Je natürlicher, desto gesünder.

Gesundheit erflehen die Menschen
von den Göttern.
Daß es aber in ihrer Hand liegt,
sie zu erhalten,
daran denken sie nicht.

DEMOKRIT

Die Ordnung unserer

Lebensmittel			
	natürlich	**mechanisch verändert**	**fermentativ verändert**
Aus dem Pflanzenreich	**Nüsse:** z. B. Wal-, Hasel-, Kokosnuß, Mandeln **Ölfrüchte:** z. B. Olive, Sesam, Leinsaat, Sonnenblumenkerne **Getreide:** z. B. Weizen, Roggen, Gerste, Reis, Hirse, Buchweizen **Gemüsefrüchte:** z. B. Tomate, Gurke, Kürbis, Melone, Paprika **Obst:** z. B. Beeren-, Kern-, Steinobst, Südfrüchte, Trauben **Gemüse:** z. B. Keim-, Frucht-, Blüten-, Stengel-, Wurzel-, Knollen-, Zwiebel-, Blattgemüse **Würzkräuter:** z. B. Petersilie, Schnittlauch, Kresse **Honig:** z. B. Blüten-, Waldhonig, unerhitzt	Geriebene Nüsse Naturbelassene kaltgepreßte Öle Gemahlenes Getreide als Vollkornschrot oder Vollkornmehl, unerhitzt Geschnittene Gemüsesalate Geschältes, zerkleinertes Obst Trockenobst, luftgetrocknet, unerhitzt Naturtrübe Säfte Geschälte, geriebene, zerkleinerte Gemüsesalate Unblanchierte Tiefkühlkost (Obst, Gemüse u. Kräuter) Geschnittene Kräuter	Mitwirkung der Eigenfermente, Hefen, Bakterien Unerhitzte Breie aus Vollkornschrot oder Vollkornmehl (Frischkornbrei) Gärsäfte, z. B. Most aus Trauben, Äpfeln, Birnen Gärgemüse, z. B. Sauerkraut, milchsaure Gurken, saure Bohnen Met
Aus dem Tierreich	**Rohmilch:** z. B. Kuh-, Schaf-, Ziegenmilch Rohe Eier	Butter, Sahne, Buttermilch, Magermilch, Molke Muscheln, Tatar	Dickmilch, Joghurt, Kefir, Quark, Käse – aus Rohmilch Fleisch und Fisch, unerhitzt, luftgetrocknet, geräuchert, in Lake eingelegt
Getränke	Quellwasser Mineralwasser, Heilquellen in Flaschen	Leitungswasser ohne chemische Zusätze	Gärgetränke, z. B. Wein, Bier, Kaltauszug aus Teekräutern

Der Wert der Nahrung nimmt von links

Nahrung nach Prof. Kollath

	Nahrungsmittel		
	erhitzt	**konserviert**	**präpariert**
Aus dem Pflanzenreich	Gebäcke aus Vollkornmehlen, z. B. Vollkornbrot, Vollkornbrötchen, Vollkornkuchen Gekochte Gerichte aus Vollkorn, z. B. Vollkornnudeln, Vollreis, Hirse, Buchweizen, Mais Vollkorngetreideflokken, z. B. Hafer-, Gerste-, Hirseflocken Gekochte Hülsenfrüchte, z. B. Linsen, Erbsen, Erdnuß, Kastanien Gekochte Kartoffeln, Pilze, Artischocken Gemüsegerichte Gekochtes Obst, z. B. Kompott, Mus ohne Zucker	Dauerbackwaren, z. B. Knäckebrot, Zwieback Vollkornbrot in Dosen oder durch Chemikalien haltbar gemacht Obstkonserven, eingemachtes Obst, Marmeladen mit Zucker Trockenobst, erhitzt, geschwefelt Gemüsekonserven in Dosen und Gläsern (Baby- und Kleinkindkost) Salate, durch Chemikalien haltbar gemacht	Kunstfette, z. B. Margarine, chemisch gewonnene Öle Stärkemehl, Auszugsmehl, z. B. Weizenmehl, Roggenmehl Produkte aus Auszugsmehl, z. B. Weißbrot, Schwarzbrot, Nudeln, Grieß, Reis, Fabrikzukker, z. B. weißer Haushaltszucker, brauner, Frucht-, Trauben-, Milch-, Malzzucker Schokolade, Konfekt, Süßigkeiten Produkte aus Auszugsmehl und Fabrikzukker, z. B. Kuchen, Torten Künstliche Aromastoffe, Vitamine, Fermente, Nährstoffe
Aus dem Tierreich	Pasteurisierte, gekochte Milch, Schmalz, Butter, Sahne, Käse – aus pasteurisierter Milch Fleisch, Fisch, Eier, gekocht oder gebraten	H-Milch, H-Sahne Sterilisierte Milch und Sahne Fleisch- und Fischkonserven, erhitzes Fleisch und Fisch, durch Chemikalien haltbar gemacht (z. B. Phosphate in der Wurst)	Trockenmilch, (Baby- und Kleinkindnahrung) Kondensmilch Trockenei, Fleischextrakt, Ferment-, Hormon-, Eiweißpräparate
Getränke	Gekochter Tee, Gemüsebrühe	gechlortes Leitungswasser, Kunstwein, Likör	Künstliche Mineralwasser, Branntwein

nach rechts in den Tabellen stetig ab

Erklärung der umseitigen Kollath-Tabelle

Prof. Kollath hat unsere Nahrung in *Lebensmittel* = Mittel zur Erhaltung des Lebens und der Gesundheit und *Nahrungsmittel* = Mittel zur Sättigung, Stillen des Hungers, eingeteilt.

Ableitend aus dieser Tabelle gilt folgender Ernährungsgrundsatz: Essen Sie zu Beginn jeder Mahlzeit Lebensmittel, dann essen Sie sich an erhitzten Nahrungsmitteln satt. Konservierte und präparierte Nahrungsmittel sollten Sie weitestgehend meiden.

Die Lebensmittel sind lebendige Nahrung, die entweder naturbelassen, mechanisch oder fermentativ verändert sind. Sie enthalten noch alle die Vitalstoffe in der von der Natur vorgesehenen Menge und in harmonischem Verhältnis. Sie sind unerläßlich zur Erhaltung des Lebens und der Gesundheit.

Die Nahrungsmittel sind durch Erhitzung, Konservierung und Präparierung verändert. Sie sind lediglich Träger von Nährstoffen ohne Eigenfermente und sind nur imstande, Teilaufgaben zu erfüllen. Sie reichen zur Erhaltung des Lebens, nicht zur Erhaltung der Gesundheit aus.

Natürliche Lebensmittel

Am wertvollsten sind folgende Lebensmittel:

Aus dem Pflanzenreich: die Nüsse, das Getreide, die frischen Gemüse und rohes Obst.

Aus dem Tierreich: die rohen Eier und Rohmilch.

Unter den Getränken: das Quellwasser.

Mechanisch veränderte Lebensmittel

Diese Lebensmittel sind verändert durch:

Kalte Pressung der Ölfrüchte zu Öl.

Frisches Mahlen des Getreides zu Vollkornschrot oder Vollkornmehl.

Schälen, Zerschneiden und Zerkleinern von Gemüse und Obst zur Frischkost.

Kalte Pressung von Obst zu Saft.

Trennung der Milch durch mechanische Eingriffe in Butter, Sahne und Buttermilch.

Das Leitungswasser ist gegenüber dem Quellwasser mechanisch verändert.

Findet die Zerkleinerung des Getreides und Gemüses erst unmittelbar vor dem Verzehr statt, so ist der Verlust an Vitalstoffen unerheblich.

Fermentativ veränderte Lebensmittel
Diese Lebensmittel sind unter Mitwirkung der Eigenfermente, Hefen und Bakterien verändert. Durch Oxydation entsteht einerseits ein Vitaminverlust, andererseits erfolgt eine Aufwertung durch Bildung von neuen Aromastoffen, krankheitsverhütenden Stoffen (z. B. Milchsäure) und Hefen (Vitamin-B_1-Produzent). Zu dieser Gruppe gehören die Vollkornschrotbreie, die Gärgemüse, Gärsäfte, das luftgetrocknete und geräucherte Fleisch und der Fisch, die Gärmilch und die alkoholischen Gärgetränke Wein und Bier.

Durch Erhitzung veränderte Nahrungsmittel
Beim Backprozeß wird das Brot – mit Ausnahme der Rinde – nur auf ca. 95° erhitzt. Der Vitamin-B-Komplex wird erst bei ca. 160° zerstört. Deshalb ist das Vollkornbrot durch die einmalig ideale Wirkstoffzusammensetzung des Vollgetreides, seine relative Hitzeunempfindlichkeit und seine praktische Verwendbarkeit die wichtigste Grundlage einer gesunden Ernährung. Eine Voraussetzung muß zusätzlich erfüllt werden: Ein kleiner Teil Getreide muß täglich frisch gemahlen, unerhitzt in Form eines Frischkorngerichts gegessen werden, um den Fermentverlust beim Backen des Brotes auszugleichen.

Bei erhitztem Gemüse, Obst, Milch und Fleisch ist der Wertverlust weitaus entscheidender als beim Vollkornbrot.

Durch Konservierung veränderte Nahrungsmittel
Eine weitere Verschlechterung der Nahrung erfolgt durch Konservieren = Haltbarmachen. Nicht nur Nahrung in Büchsen und Gläsern, sondern auch Dauerbackwaren zählen dazu. Die Konservierung geschieht durch Erhitzung, Trocknung, chemische Zusatzstoffe und Zuckerung.

Durch Präparierung veränderte Nahrungsmittel
Alle Produkte dieser Gruppe sind durch technische Maßnahmen gewonnen, zum Teil aus Lebensmitteln hergestellt, indem bestimmte Nährstoffe (Eiweiß, Fett oder Kohlenhydrate) isoliert herausgezogen werden. Die entstandenen Nährstoffe haben völlig andere Wirkungen als ihre Ausgangsprodukte. Dazu gehören die Auszugsmehle und die daraus hergestellten Produkte wie Weißbrot, Schwarzbrot, Nudeln, Kuchen und Torten. Dasselbe gilt für die Kunstfette, die Margarinen und chemisch gewonnenen Öle, die Stärkepräparate und die verschiedenen Fabrikzuckerarten.

Bei der Verwendung von Milchpräparaten für Säuglinge gilt es zu bedenken, daß sie statt mit den wertvollsten Lebensmitteln mit wertärmsten Präparaten genährt werden.

Ist Vollwertkost teurer als Normalkost?

Die Erfahrung in Kliniken, Gemeinschaftsküchen und privaten Haushalten ergab, daß Vollwertkost durch geschickten Einkauf, wohlüberlegte Planung und sinnvolle Zusammenstellung der Lebensmittel trotz ihres hohen gesundheitlichen Wertes billiger ist als die übliche Zivilisationskost.

DIE GETREIDEMÜHLE

Ein wichtiges Küchengerät bei der Vollwerternährung

Das wichtigste Küchengerät bei der Durchführung einer vollwertigen Säuglingsernährung ist eine Getreidemühle.

Das Angebot an Haushaltsgetreidemühlen wurde in jüngster Zeit stark erweitert. Zwei Arten von Getreidemühlen sind gegenwärtig im Handel erhältlich:

1. Spezialgetreidemühlen, die nur zum Mahlen von Getreide geeignet sind;
2. Haushaltsgetreidemühlen, die schon vorhandene Markenküchengeräte zu universellen Küchengeräten aufwerten.

Das Mahlwerk als wichtigster Teil der Mühle wird in verschiedenen Materialien angeboten. Vier Hauptgruppen können nach heutigem Stand unterschieden werden:

A. Das Stahlkegel-Mahlwerk.
B. Das Keramik-Kegelmahlwerk.
C. Das kombinierte Naturstein-Kunststein-Mahlwerk.
D. Das echte Naturstein-Mahlwerk.

In den folgenden Erläuterungen sollen die wichtigsten Merkmale der Mahlwerkgruppen aufgezeigt werden:

Das Stahlkegel-Mahlwerk ist aus gehärtetem Stahl hergestellt und arbeitet schneidend-reibend. Die damit ausgestatteten Getreidemühlen gibt es als Spezialmühlen oder als Haushaltsmühlen. Letztere können problemlos und ohne Aufwand an Küchenmaschinen vieler namhafter Elektrogeräteehersteller angeschlossen werden und sind in ihrer Eigenschaft als Zusatzgeräte verhältnismäßig preisgünstig.

Außer Getreide können auch ölhaltige Samen und getrocknete Gewürze gemahlen werden.

Das Keramik-Kegelmahlwerk ist eine Neuentwicklung. Während das Arbeitsprinzip identisch mit dem des Stahlkegel-Mahlwerkes ist, wird als Material hochverschleißfeste Bio-Keramik verwendet. Auch damit können außer Getreide ölhaltige Samen und getrocknete Gewürze gemahlen werden.

Das kombinierte Naturstein-Kunststein-Mahlwerk enthält Natursteine bestimmter Korngröße, die in eine industriell hergestellte Einbettmasse – gegossen oder gepreßt – eingelegt sind. Das Mahlgut wird zwischen den Mahlsteinen zerrieben. Spezialgetreidemühlen und Haushaltsgetreidemühlen sind damit ausgestattet.

Das echte Naturstein-Mahlwerk enthält als Mahlsteine aus dem Fels geschlagenen Granit mit speziell geschärften Mahlflächen. Durch sein Naturmaterial unterscheidet es sich von allen anderen Mahlwerken. Es ist ganz neu auf dem Markt und wird nur für Spezialgetreidemühlen verwendet.

Vom gesundheitlichen Standpunkt aus ist die wichtigste Eigenschaft einer Mühle das Frischmahlen von Getreide. Mit welchem Mahlwerk das geschieht, ist von untergeordneter Bedeutung. Diese Meinung vertritt auch Dr. M. O. Bruker.

Meine Empfehlung zur Anschaffung einer Getreidemühle:

Zunächst kann zur Herstellung von grob gemahlenem Getreide für das Frischkornmüsli eine alte, handbetriebene Kaffeemühle verwendet werden. Das frisch gemahlene Vollkornmehl zum Backen von Kuchen und Brot kann zu Beginn der Vollwerternährung in dem Naturkost- oder Bioladen, der Drogerie und dem Reformhaus besorgt werden.

Beim späteren Kauf einer eigenen Getreidemühle sind die Häufigkeit der Anwendung und die Größe der Familie wichtige Entscheidungsmerkmale. Bei gleichem Mahlwerkmaterial und annähernd gleicher Mahlleistung sind erhebliche Preisunterschiede bei den einzelnen Mühlen zu beachten. Auch die preiswerte Umstellung von Elektro- auf Handbetrieb sollte berücksichtigt werden. Letzten Endes ist die Anschaffung einer Getreidemühle auch eine Frage des Geldbeutels.

Bezugsquellen:
Naturkost- und Bioläden
Reformhäuser
Drogerien
Biovertrieb gesundleben GmbH, 8959 Hopferau

Literaturverzeichnis

Bickenbach, W.: Hebammenlehrbuch. Thieme Verlag, Stuttgart

Bircher, M. E.: Säuglingsernährung mit Fruchtmilch. Wendepunkt-Verlag, Zürich

Bircher, R.: Gesünder durch weniger Eiweiß. Edition Wendepunkt, Bad Homburg v. d. H.

Bruker, M. O.: Krank durch Zucker. Helfer Verlag E. Schwabe, Bad Homburg v. d. H.

Bruker, M. O.: Unsere Nahrung – Unser Schicksal. Bioverlag gesundleben, Hopferau

Evers, J.: Warum Evers-Diät? Haug Verlag, Heidelberg

v. Haller, A.: Gefährdete Menschheit. Hippokrates Verlag, Stuttgart

v. Koerber, Männle, Leitzmann: Vollwerternährung. Haug Verlag, Heidelberg

Kollath, W.: Die Ordnung unserer Nahrung. Haug Verlag, Heidelberg

z. Linden, W.: Geburt und Kindheit. Vittorio Klostermann, Frankfurt/M.

Schnitzer, J. G.: Gesundheit für unsere Jugend. Schnitzer Verlag, St. Georgen

Buchempfehlungen für Mütter

Bruker, M. O.: Erkältet? Bioverlag gesundleben, Hopferau

Bruker, M. O.: Gesund durch richtiges Essen. Econ Verlag, Düsseldorf

Bruker, M. O.: Unsere Nahrung – Unser Schicksal. Bioverlag gesundleben, Hopferau

Danner, H.: Biologisch kochen und backen. Econ Verlag, Düsseldorf

Danner, H.: Das große Bio-Kinder-Kochbuch. Bioverlag gesundleben, Hopferau

Danner, H.: Vollwertkost – Was ist das? Bioverlag gesundleben, Hopferau

v. Haller, A.: Gefährdete Menschheit. Hippokrates Verlag, Stuttgart

Kapfelsberger, E./Pollmer, U.: Iß und Stirb. Kiepenheuer & Witsch, Köln

Lehmann, P. J.: Die Kleidung – Unsere zweite Haut. Bioverlag gesundleben, Hopferau

Mihailescu, G. u. A.: Zivilisation und Gesundheit. Biblio-Verlag, München

Mihailescu, G. u. A.: Die natürliche Geburt. Biblio-Verlag, München

Rezepte

Beikost, fest 57
–, flüssig 48
Frischkornbrei 70
Frischkornmandelmilch . . . 50
Frischkornmilch 32
Gemüsebrei, gekocht 64
–, ungekocht 62
Getreidebrei aus ganzen Körnern 98
Getreidebrei, würzig 85
Getreidesuppe 85
Kartoffelbrei 84
Maisbrei mit Tomaten 83
Teezubereitung 38
Vollkornbrei 76
Vollkornflockenbrei 87
Vollkornnudeln 84

Register

Dies ist nur eine Auswahl der im Text vorkommenden wichtigsten Stichworte.

Appetitschwaches Kind 115f.
Biologischer Anbau (Getreide, Gemüse, Obst) 55f., 68
Eiweiß
– natives 78, 91, 133
– pflanzliches 78, 91, 133
– tierisches 49, 55, 61, 79, 133
Fette, natürliche 98ff.
Frischkornmandelmilch 36, 49ff.
Frischkornmilch 30, 32f., 47f.
Frischluftaufenthalt 40f., 60, 102
Getränke 27, 38, 97, 104f., 109ff.
Getreidearten 92f.
Gewichtszunahme 37f., 60, 87
Honig 34, 142f.
Kaloriendenken 28, 115
Lebensmittel, milchsaure 117
Lymphatische Reaktionen (Unverträglichkeit der Milch) 49, 51, 55, 61, 104, 118
Mehl
– Auszugs- 92, 134ff.
– Vollkorn- 135ff.
Mineralstoffe 45f., 77, 134
Muttermilch
– Abpumpen der 25, 46
– Schadstoffgehalt der 68f.
Rachitis, Vorbeugung gegen 41
Saugbedürfnis des Kindes 33f.
Säuglingsernährung (Fleisch, Fisch und Ei) 77, 132ff.
Stillen
– der Beginn der vollwertigen Ernährung 22, 54, 102, 114
– Abstillen 74, 126f.
Tagestrinkmengen (Hunger und Sättigungsgefühl) 24, 37, 44, 47, 54f., 104, 115
Tee, gefährliche Fertigtees 27, 38, 97, 105f., 124ff.
Tiermilch, erhitzte 29f., 115
Tiermilch, rohe 28f., 35, 61, 104, 115, 118, 132
Vitalstoffe 77, 115, 134
Vitamine 45f., 77, 93
Vollwertkost
– Grundprinzipien der 16f.
– Sättigungswirkung der 115, 141
Zahngesundheit 122f., 140f.
Zucker (Kohlenhydrat) 128ff.
Zwiemilchernährung 35